마음이 아닌 뇌를 치료하라

이 도서의 국립중앙도서관 출판예정도서목록(CIP)은 서지정보유통지원시스템 홈페이지(http://seoji.nl.
go.kr)와 국가자료공동목록시스템(http://www.nl.go.kr/kolisnet)에서 이용하실 수 있습니다.(CIP제어번
호: CIP2017027772)

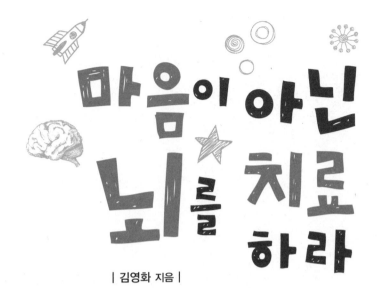

마음이 아닌 뇌를 치료하라

| 김영화 지음 |

소아정신과 의사가 말하는 사춘기 뇌의 비밀

차례

책을 펴내며

내 아이의 사춘기, 이유 있는 전쟁을 이해하라

저는 지난 이십여 년간 10대 자녀 문제로 고민하는 수많은 부모를 만나왔습니다. 그들은 한결같이 돌연 달라진 아이의 행동에 대해 깊게 고민합니다.

컴퓨터 메신저로 친구들과 몇 시간씩 채팅을 해요.
짜증부리면서 쿵쾅쿵쾅 걷더니 문을 세게 닫아요.
느닷없이 버럭 화를 내요.
갑자기 말을 하지 않으려 하고 자꾸만 대화를 피해요.
방에 우두커니 혼자 있는 경우가 많고 거울 쳐다보는 시간이 점점 길어져요.

유년기에는 부모의 전폭적인 관심과 보호를 필요로 하던 아이가 무럭무럭 자라나 어느 날 갑자기 다른 행동을 보이면 부모는 무척 당황할 수밖에 없겠지요.

한편 어느덧 커버린 아이들은 부모에게 밑도 끝도 없는 불평을 늘어놓습니다.

엄마 잔소리를 듣고 있으면 미쳐버릴 것 같아요.

아버지의 충고를 들으면 화가 나요. 아버지는 나를 바보 취급해요.

한번 화가 나면 좀처럼 가라앉지를 않아요. 마음이 이랬다가 저랬다가 하니까 힘들어요.

그렇습니다. 무시무시한 '사춘기'가 시작된 것입니다. 10대가 된 아이와 그 부모 사이에는 크고 작은 전쟁이 일어나고, 아이가 좌충우돌하게 되는 것은 물론 부모도 질풍노도의 시기를 겪게 되어 정신 차릴 수 없는 지경이 됩니다. 이때 사춘기 자녀를 둔 부모는 흔히 이런 고민을 토로합니다.

간섭하지 말라고 소리치고, 날이 갈수록 반항심만 커져가니 어떻게 해야 할지 모르겠어요.

키도 훌쩍 크고 덩치도 우람해져서 어른처럼 보이기는 하는데 아직도 행동은 애 같기만 하니 좀처럼 마음을 놓을 수가 없어요.

마음이 아닌 뇌를 치료하라

도대체 사춘기가 무엇이기에 아이들은 마법에라도 걸린 것처럼 극명하게 달라지는 것일까요? 내 아이의 사춘기는 과연 어디에서부터 어떻게 시작될까요?

예전에는 사춘기에 발생하는 급격한 변화를 호르몬 때문이라고 설명했습니다. 하지만 현재는 첨단 의학기술의 도움으로 사춘기의 행동을 설명할 수 있게 되었습니다. 지난 수십 년간 의학 기술은 놀랍게 발전해 뇌 영상 기술로 살아 움직이는 뇌를 직접 들여다볼 수 있게 되었고, 사춘기 뇌의 비밀도 많은 부분 밝혀졌습니다. 그리고 아이들의 문제 행동에 대해서도 자라고 있는 뇌의 변화와 연결해 새롭게 이해할 수 있게 되었습니다.

청소년기 혹은 사춘기 연령을 과거에는 중학생부터 고등학생까지인 12세에서 18세까지로 생각했으나 현재는 초등학교 4학년부터 대학교를 졸업할 때까지, 즉 10세부터 25세까지로 봅니다. 사춘기가 시작되는 연령이 낮아지고 끝나는 시기는 늦어지면서 이에 따른 문제가 속속들이 생겨난 것입니다. 몸은 한층 더 빨리 성장하는 반면, 정신적으로는 미숙한 상태이기 때문입니다.

입시와 학업 스트레스뿐 아니라, 학교 폭력, 부모 간의 불화 및 이혼에 따른 가정 해체 등 변화된 사회 환경에서 벌어지는 여러 사건들로 아이들이 겪는 스트레스는 이만저만이 아닙니다. 예전과 비교해 스트레스를 받는 기간도 훨씬 길어졌습니다. 또한 스마트폰과 인터넷은 청소년들에게 선정적이고 폭력적인 정보를 더욱 손

쉽게 제공합니다. 어떤 아이들에게 이런 환경은 감당하기 너무 힘든 것일 수 있고, 이 스트레스를 도저히 견디지 못하고 정신적인 혼란을 겪으며 힘든 시간을 보내게 되는 경우도 있을 것입니다.

우리나라는 6년째 OECD 국가 중 가장 높은 자살률을 기록하고 있습니다. 매년 200명 이상의 아이들이 스스로 목숨을 끊어 '자살 공화국'이라고 불립니다. 물질적으로 풍요로운 듯 보이지만 아이들은 부모 세대에 비해 훨씬 더 많은 스트레스에 시달립니다. 그리고 21세기를 살아가기 위해 예전보다 더 길어진 사춘기를 보냅니다. 아이들이 보내는 위험 신호 중 어떤 신호는 부모가 해결할 수 없습니다. 우리가 '마음의 병'이라고 알고 있는 많은 '뇌기능 장애'는 부모가 치료할 수 있는 문제가 아닙니다. 자녀를 잘 지켜보고 위험 신호를 감지하는 것이 부모가 할 일입니다.

부모는 아이의 정신적인 문제를 '마음이 좋아지면 낫는 병'이라고 간단히 넘길 것이 아니라 올바른 도움을 받도록 부모로서 최선을 다해야 합니다. 『마음이 아닌 뇌를 치료하라』에서는 공부가 안되거나, 이상한 행동을 하거나, 우울한 기분을 느끼는 등의 다양한 문제를 가진 아이들의 뇌에서 어떤 일이 일어나고 있는지, 그리고 이런 문제로 고통받고 있는 아이들을 병원과 집에서 어떻게 도울 수 있는지 그 방법을 보여주고자 합니다.

이 책은 2011년에 출간된 『사춘기 뇌가 위험하다』의 개정판입니다. 수년간 변화된 사회 환경과 발전된 뇌과학에 따라 내용을 새롭게 변경하고 추가했습니다. 부모들은 사춘기에 접어든 내 아이를 잘 지켜보아야 합니다. 부모에 비해 더 오랫동안 사춘기를 보내야 하는 아이들이 새로운 환경에 잘 적응할 수 있도록 돕는 데 이 책이 안내서가 되었으면 좋겠습니다. 사춘기 자녀를 둔 부모들이 이 책을 통해 부모로서의 자신감을 잃지 않고 자녀에게 더 큰 꿈과 행복을 선물하는 방법을 찾아내시기를 간곡히 바랍니다.

2017년 11월
진료실에서 김영화

PART 1.

사춘기, 다 자라지 않은 뇌

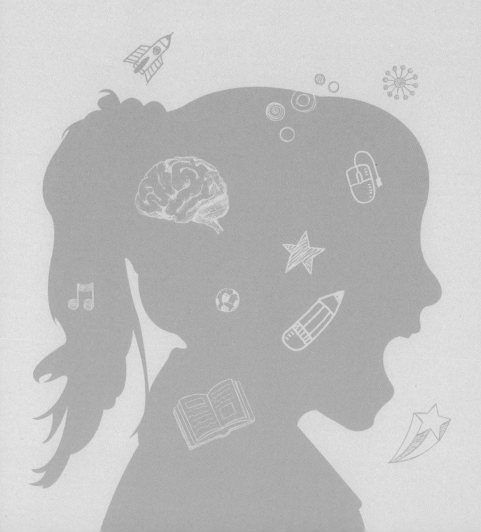

사춘기 청소년은
누구인가

사춘기 청소년

'청소년'이란 누구를 지칭하는 것일까요? 1904년 미국의 심리학자 그랜빌 홀 Granville Hall 이 『청소년기 Adolescence』라는 두 권짜리 책을 출간하면서 사람들은 비로소 아이도, 어른도 아닌 '청소년'에 관해 관심을 두게 되었습니다. 다시 말해 '청소년'과 '청소년 심리'라는 말은 홀에 의해 만들어졌다고 할 수 있습니다.

우리는 흔히 12세부터 18세 사이에 있는 10대들을 청소년이라 부르고 나이에 따라 초기·중기·후기로 나눕니다. 최근에는 10세부터 25세까지를 청소년기로 간주하기도 합니다. 현대사회에서는 이전 세대에 비해 경제활동을 하기까지 더 많은 교육을 받게 되어, 청소년기가 길어졌기 때문입니다.

홀이 '청소년은 변화하는 과정 중에 있으며 정서적·지적 혼란을 겪는 일종의 독특한 집단'이라고 주장한 이래로 각 분야의 전문가들은 청소년에 대해 꾸준한 관심을 보여왔습니다. 최근에는 이러한 관심이 더욱 증가해 언론이나 여러 매체에서도 청소년을 새롭게 이해하려고 노력하고 있습니다.

기존 세대와는 다른 21세기 청소년들의 뇌에는 도대체 어떤 생각이 자리 잡고 있을까요? 어느 잡지 표지에 방학을 마치고 학교로 돌아가는 청소년의 사진이 실린 적이 있습니다. 사진 속 청소년의 머릿속에는 국어나 수학, 역사 등의 지식 대신 최신 유행하는 스마트폰 속 영상과 컴퓨터 게임, 메신저, 블로그, 유튜브, 그룹 채팅, 팝 음악 같은 여타의 것들로 가득 채워져 있었습니다. 청소년들은 새로운 문화, 사이버 공간에서의 디지털 세계에 대한 적응이 어른보다 훨씬 빠릅니다. 그리고 부모나 가족과의 소통을 거부하고 독립을 꿈꿉니다. 하지만 현실은 부모와 사회로부터 이전보다 더 과잉보호되고, 학업 스트레스를 지나치게 많이 받으며, 충분히 성숙하지 않은 상태에 머물러 있습니다.

사춘기 뇌, 아직 다 자라지 않았다

사춘기 청소년은 복잡하고 예측할 수 없는 변덕스러운 존재입니다. 예전에는 사춘기 문제를 주로 호르몬 때문이라고 설명했지만, 1980년대 이후 첨단 의학기술이 발달함에 따라 뇌영상촬영기술로 사춘기 아이들의 뇌를 들여다보고 이를 더욱 과학적으로 진단할 수 있게 되었습니다. 뇌과학으로 사춘기 아이의 뇌와 그 행동을 설명할 수 있게 된 것입니다.

과거에 아이들은 6세가 되면 뇌의 95%가 성장을 완료하고, 중학생이 될 무렵이면 기본적인 사고 능력을 지닌다고 생각했습니다. 하지만 사춘기 청소년의 뇌를 자기공명영상(이하 MRI) 촬영을 통해 직접 들여다본 결과, 청소년기의 뇌 발달은 훨씬 오랜 기간 진행되는 것으로 나타났습니다. 최근 밝혀지고 있는 사실 중 하나는 뇌는 20대 중반이 되어서야 비로소 어른과 같은 상태로 성숙한다는 것입니다. 따라서 사춘기 청소년의 뇌는 다음과 같은 특징으로 요약됩니다.

· 미숙하다.
· 충동적이다.
· 현재도 자라고 있다.
· 사람과 사물을 잘못 인지하고 판단할 수 있다.

사춘기 뇌장애를 앓는 아이들

공황 발작을 일으킨 A
사춘기 아이들은 어른처럼 사고하지 못합니다. 뇌 발달이 다 되지 않은 데다 합리적인 생각을 하지 못하기 때문에 하나의 길밖에 보지 못합니다. A는 서울 강남의 부유한 가정에서 부모의 기대를 한 몸에 받고 자란 아이로, 학업 성적이 매우 뛰어났습니다. 반에서 1등을 하는 것이 목표였기 때문에 친구들과 놀지도 않고 공부에만 매달렸지만 고3이 되면서 학교 성적이 떨어지고 말았습니다. 우수한 성적을 유지했음에도 조금 떨어진 내신 때문에 최상위권 대학에는 들어갈 수 없다고 판단했습니다. 그러던 어느 날 A는 화장실에서 공황 발작을 일으켜 꼼짝달싹할 수 없게 되었습니다.

우울증이 생긴 B
B는 반에서 항상 1등을 놓치지 않았습니다. 자나 깨나 공부에만 매달렸고 친구들이 놀거나 운동할 때에도 함께하지 않았습니다. 그렇게 1년 동안 열심히 공부했지만 학년이 올라가면서 1등을 놓치게 되었습니다. B는 자신의 인생도 완전히 끝났다고 생각해 손끝 하나 움직일 힘도 나지 않았고 간단한 숙제조차 할 수 없었습니다. 병원에서 우울증이란 진단을 받고 치료를 시작했지만 B의 부모는 우울증보다는 아들이 좋은 대학에 들어가지 못할까 봐 더 걱정된다고 했습니다.

사춘기 뇌의 운명은 부모가 결정한다

사춘기 청소년은 친구들이 자기를 미워한다고 쉽게 오해합니다. 부모의 당황하는 표정도 자신에게 짜증을 내는 표정이라고 해석합니다. 이 때문에 항상 다툼과 갈등이 생기는 것이죠. 그렇다면 부모가 분명히 알아야 할 사춘기 뇌의 특징은 무엇일까요?

사춘기의 뇌는 지금도 자라고 있다 뇌과학자들은 청소년기 동안 뇌 속에서 엄청난 변화가 일어난다는 것을 발견했습니다. 청소년기 뇌에는 1000억 개의 세포(뉴런)가 존재하는데 이 1000억 개의 세포는 다시 1000조에 달하는 연결을 만들어냅니다. 이는 전 세계에 연결되어 있는 인터넷망보다 더 많은 수로, 아이들 뇌 속에 있는 블랙박스의 비밀을 푼 것이나 마찬가지입니다.

아이와 어른의 뇌에서는 뇌 세포 스스로가 가지치기하는 일이 일어납니다. 가지치기란 뇌가 어느 정도 자란 후 불필요한 연결을 끊고 뇌세포 간의 연결을 정리하는 것입니다. 청소년기의 뇌는 엄청나게 많은 세포를 만들어 왕성한 가지 뻗기를 하는 동시에 연결된 세포의 15% 정도를 가지치지로 잘라냅니다. 따라서 엄청난 양의 정보를 받아들이는 동시에 잃어버리기도 합니다. 하루는 갑자기 어른스러운 말을 하다가도 다음 날은 그 생각을 잊고 다시 어린 아이가 되는 것은 뇌의 활발한 성장과 급격한 변화 때문입니다.

**청소년들의 충동은
전두엽이 발달하지
못했기 때문이다**
전두엽이란 뇌의 가장 앞쪽 부분으로, 어떤 문제가 생겼을 때 합리적으로 해결하기 위해 사고하는 곳입니다. 청소년기가 되면 이 전두엽이 발달하면서 생각의 질이 크게 향상됩니다. 모호한 상징을 이해하고 추상적인 생각을 하며 의미의 미묘한 차이를 알아차리는 능력도 갖추게 됩니다. 이전 시기보다 뇌에서 정보를 전달하는 속도가 100배 정도 빨라지기 때문에 정보를 기억하고 논리적으로 생각하는 능력이 향상됩니다.

그러나 전두엽의 발달은 하루아침에 일어나는 변화가 아닙니다. 전두엽이 발달되기 전 폭발적으로 일어나는 변화 때문에 10대들은 정리정돈이나 의사결정을 제대로 하지 못하고 충동적이며 참을성 없는 행동을 보이기도 합니다.

**사춘기 뇌는 시행착오를
통해 배워나간다**
사춘기 청소년은 정보가 주어졌을 때 그것을 해석하기 위해 사용하는 뇌가 어른과 다릅니다. 어른은 정보를 분석하고 문제를 해결할 때 논리적인 사고를 하는 부위인 전두엽을 사용하지만, 사춘기 아이들은 감정의 중추라고 할 수 있는 원시뇌인 편도체를 사용합니다.

사춘기 아이들은 어른과 달리 이성이 아닌 감정을 바탕으로 정보를 해석하기 때문에 항상 오해를 합니다. 다른 사람의 태도나 표정을 읽는 것도 시행착오를 통해 배울 수밖에 없습니다. 친구들이 자신을 무심코 쳐다만 봐도 '쟤는 나를 싫어해'라고 감정적으로 해석합니다. 부모가 "너 뭐 하고 있니?"라고 물어보면 감정의 중추인 편도체로 '엄마는 내 일에 지나치게 간섭해'라고 생각하며 엄마를 잔소리꾼으로 단정 지어버립니다.

다양한 경험을 할수록 사춘기 뇌는 발달한다 사춘기 뇌는 비록 감정에 많이 의존하고 있지만 무엇이든 쉽게 빨리 배웁니다. 이 점은 영유아기의 뇌와 유사합니다. 영유아기에 부모와 애착 형성이 매끄럽게 되지 않으면 자라서도 정서적으로 매우 불안함을 느낄 수 있습니다. 유아기 때 방치되거나 부모에게 학대를 받은 아이는 학교에 적응하지 못하거나 사회에서 범죄자가 될 가능성도 높습니다. 이것은 영유아기의 뇌가 새로운 정보를 받아들이는 데 무척 예민하기 때문입니다. 청소년기도 마찬가지입니다. 청소년기는 뇌가 폭발적으로 성장하는 시기입니다. 영유아기 때와 마찬가지로 다양하고 좋은 경험을 통해 아이의 뇌가 안전하고 건강하게 자라도록 지켜줘야 합니다.

술, 담배, 마약은 사춘기 뇌에 치명적이다 사춘기 뇌는 엄청난 변화와 성장을 경험합니다. 청소년기에 일어나는 뇌 발달은 청소년의 능력을 증가시키는 반면, 환경의 영향도 많이 받습니다. 1991년 미국립보건원의 뇌과학자인 제이 기드Jay Giedd 박사는 청소년 3500명의 뇌를 22년간 9000회에 걸쳐 MRI로 촬영했습니다. 그 결과 20대 중반이 되어서야 발달이 끝나는 청소년의 뇌는 우리가 생각했던 것보다 훨씬 복잡하고, 나쁜 자극에 취약하며, 환경에 쉽게 자극을 받는다고 발표했습니다. 이 감수성 높은 뇌가 술이나 담배, 마약 등에 노출되면 그 어느 시기보다 큰 손상을 입을 수 있습니다. 중독은 치명적이고, 회복은 쉽지 않습니다.

건강한 식사와 운동은 사춘기 뇌를 자라게 한다 사춘기에 좋은 경험을 하면 나무가 자라면서 가지를 쭉쭉 뻗듯 뇌세포도 좋은 경험이라는 양분을 먹고 활발하게 가지 뻗기를 합니다. 고전문학에 심취하거나 좋은 클래식 음악을 들을 때 뇌에서 건강한 가지 뻗기가 일어납니다. 하지만 이 경험에 못지않게 영양가 있는 식사와 뇌의 혈액순환을 돕는 적당한 운동 또한 필요합니다. 입시 스트레스와 지나치게 바쁜 학업에 쫓겨 식사를 제때 하지 못하거나 운동을 게을리하는 것은 뇌 발달에 좋지 않은 영향을 끼칩니다.

삶에 대한 의욕과 사랑은 사춘기 뇌를 더욱 성장하게 한다 건강한 식사, 적절한 운동과 더불어 풍부한 감정적 경험도 필요합니다. 사춘기 아이들은 문제를 감정적으로 판단하는데, 좋은 감정 경험은 건강한 뇌 발달에 도움을 줍니다. 다른 사람을 배려하고 자신에 대해 긍정적으로 생각하며 친구와 가족에게 사랑을 느끼는 것은 사춘기 뇌를 건강하게 자라도록 하는 필수 항목입니다.

부모는 자신의 청소년기를 회상하고 자녀의 마음을 이해한다

영희 엄마는 항상 자신의 말을 듣지 않는 반항적인 딸 때문에 힘들어했습니다. 고민 끝에 딸에 대한 불만을 영희의 외할머니에게 털어놓자, 외할머니는 의외로 "그 나이 때 너도 나한테 항상 그랬어"라고 하는 것이었습니다. 영희 엄마는 깜짝 놀랐습니다. 줄곧 사춘기 시절 자신은 부모 말을 잘 듣는 모범생이었다고 기억하고 있었는데, 부모가 보기에는 아니었던 것입니다.

부모가 자신의 청소년기를 회상하는 일은 사춘기 자녀와 공감대를 형성하는 데 도움이 됩니다. 즉 여러 시행착오를 거쳐 성장한 자신을 되돌아봄으로써 아이의 고민과 반항을 이해하게 됩니다.

사춘기 뇌의 특징

- 유연하고 쉽게 변한다.
- 사춘기 때 신체가 성장하듯 뇌도 급격히 성장한다.
- 좋은 환경에 노출되면 올바르고 건강한 뇌가 만들어지지만, 나쁜 환경에 노출되면 좋지 않은 방향으로 자라서 병들 수 있다.
- 사춘기의 뇌를 나무에 비유하면, 나무가 가지를 뻗듯 뇌도 왕성하게 많은 가지를 뻗는데 그중 15% 정도가 가지치기로 사라진다. 새로운 것을 배우고 경험하면 그 기능이 강화되고, 사용하지 않으면 퇴화된다.
- 스스로 해보고 배우는 기회가 주어져야 한다. 사춘기 뇌는 시행착오를 통해 더 현명한 선택을 하게 된다.
- 감정 중추인 편도체의 지배를 받기 때문에 이성보다는 감정의 지시에 따르게 된다.
- 감정을 조절하고 이성적인 판단을 하는 전두엽 피질이 덜 발달된 상태다.

사춘기 자녀,
뇌를 알아야 대화할 수 있다

사춘기 자녀와 대화하기 힘든 이유

사춘기 자녀를 둔 부모들은 한결같이 자녀와 대화가 되지 않는 다고 합니다. 화를 내지 않고 대화를 시작해도 말을 주고받다 보면 어느 한쪽이 감정적으로 반응하게 됩니다. 사춘기 자녀와 대화를 하지 못하고 끝내 얼굴을 붉히게 되는 이유는 뭘까요?

그 이유를 알고 싶다면 먼저 사춘기 아이들이 감정 표현을 어떤 식으로 하는지, 왜 똑같은 일에 어른들과 다른 반응을 보이는지 알 아야 할 것입니다. 기드 박사는 사춘기 아이들에게 다양한 얼굴 사 진을 보여주고 표정을 읽게 했습니다. 공포에 떠는 얼굴, 슬픔에 찬 얼굴, 분노하는 얼굴, 놀라는 얼굴 등을 보여주었는데 어른과 달리 아이들은 놀라는 표정과 화가 난 표정을 잘 구분하지 못했습니다. 어른들이 사람의 표정을 읽을 때 이성적인 판단을 하는 뇌의 전두엽을 사용하는 것과 달리 사춘기 아이들은 원초적인 감정을 다루는 원시뇌인 편도체를 사용하기 때문입니다. 다시 말해 자녀의 말에 부모가 놀란 반응을 보이면 아이들은 부모가 당황한 것이 아니라 자신에게 화를 낸다고 생각하는 것입니다.

이런 일들은 일상생활에서 빈번하게 일어나곤 합니다. 가령 친구가 농담 섞인 말을 해도 자신을 비웃는다고 여기고, 누군가가 어깨를 슬쩍 건드리기만 해도 고의적으로 자신을 때렸다고 받아들입니다. 그래서 사소한 일에도 오해를 하고 친구와 싸우며 부모와 말다툼을 하는 것이죠. 또 가벼운 농담도 모욕으로 느끼고, 길을 가다 우연히 몸이 부딪혀도 싸움을 걸곤 합니다.

사춘기 아이들이 사용하는 편도체는 우리 뇌 속 가장 깊숙한 곳에 자리하고 있습니다. 원시뇌인 편도체는 주위의 위험을 알아차리고 자신을 보호하는, 생존에 아주 중요한 역할을 합니다. 반면 사춘기가 되어서야 비로소 발달하는 뇌의 전두엽은 어떤 일을 하기 전에 먼저 논리적으로 생각하는 힘을 길러줍니다. 또 충동적인 행동을 하기 전에 브레이크를 거는 부분이기도 합니다.

사춘기 뇌의 MRI 연구 결과에 의하면, 이성적인 판단 기능을 맡고 있는 전두엽은 사춘기에 접어들면서 발달을 시작해 사춘기가 끝나고 성인기로 가는 20대 중반이 되어서야 비로소 발달이 끝난다고 합니다.

부모의 말을 오해하는 것은 뇌가 시키는 일이다

사춘기 자녀와 대화를 할 때 자녀가 부모의 말을 잘 알아듣지 못하는 것은 흔한 일입니다. 부모가 어떤 일을 해라, 하지 마라, 주의를 주면 아이들은 부모가 자신을 무시한다고 받아들입니다. 그래서 대화 도중 갑자기 태도가 돌변해 덜컥 화를 내거나 부모의 말을 곡해하곤 합니다. 이러한 태도를 보이는 것은 아이의 성격에 큰 문제가 있거나 태도가 심히 나빠서가 아닙니다. 아이는 타인이 건네는 메시지를 어른과 다르게 받아들여 오해하고 즉각적인 감정 반응을 보입니다. 자제력이 늦게 발동되며 충동적이기 때문입니다. 이러한 태도는 엄밀히 말하면 자녀의 탓도 아니고 부모의 잘못도 아닙니다. 자라고 있는 사춘기 뇌의 영향 때문입니다.

사춘기 뇌는 항상 과잉 반응할 준비가 되어 있습니다. 일상적인 어른들의 말에도 아이들은 늘 자극받고 감정적으로 반응합니다. 부모나 선생님은 아이가 버릇없이 군다고 화를 내고, 아이들은 어른들의 반응을 나쁘게 해석해 서로 악순환에 빠질 수밖에 없습니다.

이런 악순환을 극복하고 조절할 수 있는 사람은 부모입니다. 부모는 아이가 상대의 감정을 잘못 읽을 수도 있다는 것을 항상 염두에 두고 대화에 임해야 합니다. 아이는 언제든지 부모가 보이는 감정 반응을 잘못 해석할 수 있다는 것을 알아야 합니다. 그리고 되도록 "엄마는 화가 난 것이 아니라 네 걱정을 하는 거야"라고 정확하게 말할 수 있어야 합니다. 사춘기 자녀와 대화할 때 잘못을 지적하거나 충고하기보다 부모가 느낀 감정을 정확히 말로 표현해주면 서로를 이해하는 데 도움이 됩니다. "걱정되는구나", "정말 놀랐어", "어떻게 해야 할지 모르겠네", "마음이 불안해"라고 말하면 아이는 엄마의 마음을 조금 덜 오해하지 않을까요?

사춘기 자녀와 대화할 때는 누구나 가끔씩 잘못된 감정 반응을 할 수 있다는 것을 아이에게 미리 말해주어야 합니다. 사춘기의 미숙한 뇌 발달과 원시뇌에 관해 말해주는 것이 도움이 될 수 있습니다. 전두엽에 대해 설명해주고, 스스로 과잉 반응하지 않도록 조심시킬 필요도 있습니다.

또한 부모가 항상 이성적으로 말하는 모범을 보여야 합니다. 이성적으로 말한다는 것은 감정 표현을 하지 않는 것이 아니라 말하는 사람의 감정에 대해 정확하게 표현하는 것입니다. 또한 "지금 화가 난 듯한데, 괜찮은 거니?"라고 묻는 등 아이가 스스로의 감정을 체크할 수 있도록 도와주어야 합니다.

사춘기 뇌는 대화를 원한다

부모는 어린 시절 잘 통하던 교육 방식이 사춘기 자녀에게 더 이상 통하지 않는다는 사실을 깨닫고 몹시 난감해합니다. 사춘기 아이들은 부모에게 이유 없이 갑자기 화를 내고 심술궂게 굴다가도 다시 어린 시절로 돌아간 듯 활짝 웃으며 천진난만한 행동을 하는데 이런 행동은 부모를 당황스럽게 만듭니다.

아이들 입장에서는 어른스러운 행동을 하고 싶어도 어떻게 할지 모르는 경우가 많습니다. 아는 것과 행동하는 것에 차이를 느끼고 "나는 왜 이럴까?"라고 자책합니다. 하지만 앞에서 이야기한 것처럼 사춘기 아이들은 숱한 시행착오 속에서 하루하루 성장합니다.

사춘기 뇌는 자랄 준비를 하고 있습니다. 자라면서 타인의 말과 행동도 점차 이해하게 되므로 자녀와의 대화를 포기하지 말고 오랫동안 많은 대화를 나누어야 합니다. 사춘기 자녀와 대화할 때 가장 중요한 점은 부모가 자신의 생각을 말하기 전에 자녀의 말을 적극적으로 충분히 들어주어야 한다는 것입니다. 부모가 어떤 지시를 내리기 전에 아이의 말을 먼저 듣고 반응하면 대화가 훨씬 쉬워집니다. 부모가 적극적으로 들어주면 아이도 부모가 자신을 인정해준다는 느낌을 받아 진지하게 대화에 임할 것입니다.

만약 아이의 말을 부모가 오해해서 화를 냈다면 아이에게 "정말 미안하구나. 너의 말을 잘못 알아들었어"라고 사과할 수 있어야 합니다. 부모의 이런 태도는 아이에게 좋은 본보기가 됩니다. 아이도 화를 낸 뒤 잘못을 솔직하게 인정하고 미안하다고 먼저 말할 수 있게 되는 것입니다. 부모와 자녀의 건강한 대화는 서로에게 만족을 주며, 결과적으로 평화롭고 행복한 가정을 꾸리는 첫걸음이 됩니다.

대화할 때 알아두면 좋은 사춘기 뇌의 특징

· 사춘기는 뇌에서 시작된다.

· 사춘기 뇌는 항상 새로운 경험을 원한다.

· 뇌의 감정 중추는 12세가 되어야 발달한다.

· 뇌의 감정 중추가 성숙하면 EQ도 높아진다.

· 적당한 운동은 뇌의 세포 형성을 촉진해 지능을 높인다.

· 사춘기 뇌는 10대 이전의 아이들이나 어른들에 비해 더 많은 잠을 필요
  로 한다.

· 적당한 운동은 뇌의 신경전달물질이 쇠퇴하는 것을 막아준다.

· 사춘기 뇌는 좋은 자극을 많이 받을수록 성숙해진다.

· 사춘기 뇌는 나쁜 자극에 예민하게 반응해 좋지 않은 자극을 많이 받을
  수록 쉽게 병든다.

부모가 알아야 할 사춘기 뇌 상식 10가지

· 즐거운 기분은 뇌에 빨리 전달되어 분노와 스트레스를 줄여준다.

· 양손을 사용하는 아이는 좌뇌와 우뇌의 연결이 원활하게 되어 기억력이
  좋아진다.

· 어른에 비해 즐거운 감정을 더 많이 느껴 쉽게 웃음을 터뜨린다.

· 학업 성취나 동기부여에 가장 중요한 역할을 하는 사람은 부모 중 한 명
  이다.

· 사춘기 아이가 어른들과 전혀 다른 눈으로 세상을 보는 것은 자라고 있

는 사춘기 뇌 때문이다.

· 다양한 경험과 학습을 통해 뇌를 많이 사용할수록 뇌는 더욱 정교하게
  발달한다.

· 사춘기 아이는 자극에 예민하다. 특히 술, 담배, 마약은 뇌 발달에 치명
  적인 영향을 끼친다.

· 사춘기 아이의 뇌는 지나친 스트레스를 받으면 병들 수 있다. 이때 부모
  와 전문가의 도움이 필요하다.

· 가족과 일주일에 다섯 끼 이상 함께 식사하는 아이가 더 긍정적인 태도
  를 보이고, 성공에 대한 동기가 유발될 확률도 더 높다.

· 부모의 얼굴 표정을 제대로 읽지 못하고 쉽게 오해한다. 따라서 사춘기
  자녀들과 대화할 때는 항상 웃는 얼굴(입꼬리 올리기)을 하고, 다정한
  목소리(목소리 톤 내리기)로 이야기해야 한다.

사춘기 자녀와
대화하는 방법

사람이 동물과 다른 점은 말과 글을 사용한다는 것입니다. 특히 말은 사람에게만 나타납니다. 뇌과학자들이 밝힌 바로는 우리 뇌에는 평균 300억 개의 뇌세포가 있습니다. 그리고 다른 포유류와 달리 언어중추가 있어 언어를 발달시킵니다. 재밌는 사실은 수백억 개의 뇌세포 중에서 98%가 말에 영향을 받는다는 것입니다. 뇌 속의 언어중추는 뇌의 다른 모든 신경계를 자극하는데, 쉽게 얘기하면 뇌신경의 98% 이상이 말에 영향을 받고 변화하는 것입니다.

말은 마법과도 같아서 내가 한 말이 상대의 언어중추에 영향을 미치고 상대의 뇌 전체를 변화시킬 수도 있습니다. 특히 뇌 발달이 진행 중인 사춘기 아이들의 경우에는 이런 영향을 더욱 많이 받습니다. 매일 만나서 대화를 나누는 부모와 선생님, 친구들이 하는 말이 자라는 아이의 뇌 운명을 결정짓는다 해도 과언이 아닙니다.

다정한 한마디의 말은 사람의 상처를 달래주고 용기를 북돋아주는 힘이 있는 반면, 험한 말은 상처를 내고 용기를 꺾어버립니다. 부모는 좋은 말을 해야 한다는 것을 잘 알고 있지만 막상 자녀와 대화할 때는 긍정적이고 다정한 말보다는 야단을 치거나 꾸짖는 험한 말을 더 많이 하게 됩니다. 만약 부모가 긍정적인 말의 힘을 잘 알고 이를 실천할 수 있다면 자녀와 대화할 때 잔소리나 꾸지람 대신 칭찬과 용기를 북돋는 격려를 아끼지 않을 것입니다.

자녀에게 도움이 되는 대화법

부모는 말이 지닌 힘을 알아야 합니다. 자녀와 나누는 대화가 자녀의 뇌에 끼치는 영향을 생각해 좀 더 신중하게 단어를 선택하고 대화하는 습관을 기르도록 노력해야 합니다. 그렇다면 사춘기 자녀와 대화할 때는 어떻게 해야 할까요?

자녀의 말을 잘 들어준다 사춘기 자녀와 대화할 때 부모는 자녀에게 일방적으로 의견을 말하는 경우가 많습니다. 대개 부모가 옳다고 생각하는 것을 아이에게 강요하는 것이죠. 하지만 사춘기 아이는 부모가 아무리 이성적인 말을 하더라도 좋은 반응을 보이지 않습니다. 그러나 부모가 먼저 마음을 열고 말을 잘 들어주기만 해도 자녀는 부모가 자신의 마음을 알아준다고 받아들여 마음을 열게 됩니다.

**부모의 말을
쉽게 오해한다는 것을
알고 대화한다**

"너 그 치마 입고 나가려고?"라는 말에 "왜요? 내 다리가 못생겨서요?"라고 소리 지르고 발을 동동 구르며 눈물을 흘리는 아이들은 부모가 자신을 비웃는다고 오해했기 때문입니다.

사춘기 아이들이 다른 사람의 말과 몸짓을 쉽게 오해하는 이유는 무엇일까요? 사춘기 자녀가 사람의 표정을 읽을 때 뇌의 어떤 부분을 쓰는지 보기 위해 사춘기 아이들의 뇌를 MRI로 촬영한 연구가 있습니다. 겁에 질린 표정을 한 사진을 보여줬을 때 그 표정을 제대로 읽고 '공포'라고 말하는 아이는 뇌의 이성중추인 전두엽을 사용해 그림을 해석했습니다. 반면 화내는 표정이라고 해석한 아이는 뇌의 감정 중추인 편도체를 사용했습니다.

이 연구는 사춘기 아이들이 왜 그렇게 자주 다른 사람의 얼굴 표정을 잘못 해석하고 오해하는지를 설명해줍니다. 다른 사람의 얼굴 표정을 해석하는 능력은 자라면서, 즉 뇌의 전두엽이 발달하면서 생깁니다. 아이가 고의적으로 부모에게 반항하기 위해 엉뚱한 말이나 행동을 하는 것이 아니라 뇌의 미성숙한 판단으로 생긴 일이라는 것을 부모들은 알고 있어야 합니다.

말을 들어주기만 해도 큰 도움이 된다

부모 입장에서는 사춘기 아이들의 말이 엉뚱하고 하찮게 들릴 때가 많을 것입니다. 부모가 보기에는 정말 사소하고 중요하지 않은 일에 매달려서 시간을 보내고 걱정을 하니 쉽게 이해되지 않는 것이 사실입니다. 아침에 늦게 일어나서는 학교 갈 시간이 지났는데도 거울을 들여다보며 머리 빗는 행동을 부모가 어떻게 이해해야 할까요? 부모 입장에서는 학교에 지각하지 않는 것이 중요하지만 아이들은 지금 보이는 거울 속 모습이 더 걱정된다는 것을 이해해야 합니다.

사춘기 자녀와 부모가 인생에서 가장 중요하다고 여기는 것이 각각 다르다는 것도 인정할 수 있어야 합니다. 자녀의 걱정을 하찮게 여겨서는 안 됩니다. 부모는 자녀의 하소연을 듣고 동조함으로써 그들의 마음을 이해하는 모습을 보여야 합니다. 부모 입장에서만 가르치고 조언하는 것은 자녀의 반발심만 키울 뿐입니다.

아이가 학교에서 기분 나쁜 일이 생겨 집에 오자마자 선생님과 친구들에 대해 계속 불평한다면 부모가 어떻게 해야 할까요?

선생님은 너를 위해서 그런 말씀을 하셨을 거야.
혹시 네가 친구들을 오해하고 있는 게 아니니?

부모들은 대개 자녀가 문제를 정확히 파악하지 못하고 있다고 생각하고, 어떤 일의 긍정적인 모습을 보여주기 위해 혹은 부모가 해야 할 일이라고 생각해 이렇게 이야기합니다. 하지만 이런 충고는 실제로 자녀에게 큰 도움이 되지 않습니다. 오히려 아이의 말을 열심히 들으며 "정말 기분이 나빴겠구나!"와 같은 말로 반응해 자녀의 감정을 인정해야 합니다. 부모가 자녀의 감정을 인정해주면 아이는 오히려 학교에서 받았던 긴장과 스트레스가 풀려 부모와의 대화에서 도움을 받았다고 느끼게 됩니다.

　사춘기 이전의 아이들은 어떤 문제가 생길 때 부모에게 곧바로 도움을 청합니다. 그리고 대개 그 문제를 부모가 해결해주리라 믿고, 부모가 해결해주면 매우 고마워하며 안심합니다. 하지만 이 방식은 사춘기 아이에게 그다지 통하지 않습니다. 사춘기 아이가 불만이 있을 때 부모에게 물어보는 것은 대답을 듣고 싶어서가 아닙니다. 오히려 그 문제를 스스로 해결하고 싶어서 물어보는 것입니다. 따라서 부모가 할 수 있는 일은 열심히 듣고 "정말 힘들었겠구나", "정말 짜증났겠구나" 같은 말로 공감하며 들어주는 것입니다.

자녀에게 나쁜 영향을 주는 대화법

설교하기
부모는 자녀와 대화할 때 자신이 아는 것을 자녀에게 전부 전하려고 합니다. 특히 자신의 인생 경험과 삶의 방식을 전함으로써 아이가 바른길로 가기를 열망합니다. 세상을 보는 눈이 아이보다 정확하고, 더 지혜롭게 사는 방법을 알고 있다고 여기기 때문이죠. 또한 아이가 부모 말만 듣는다면 부모가 살면서 겪은 시행착오와 어려움을 겪지 않을 것이라고 생각하다 보니 자연스레 긴 설교로 이어집니다. 그런데 불행히도 부모가 가장 좋아하고 즐거하는 대화법인 '설교'는 자녀에게 전혀 통하지 않는 방법입니다.

아빠는 어린 시절 어려운 환경에서 자랐지만 최선을 다해 살아서 지금처럼 이렇게 살고 있어. 만약 아빠가 너와 같은 환경에서 컸다면 더 훌륭한 사람으로 자랐을 거야. 아빠에 비해 모든 면에서 부족함 없는 너는 아빠보다 더 열심히 공부해야 한다.

부모가 가장 많이 하는 설교 레퍼토리지만, 아이들은 대개 이런 이야기가 시작되자마자 고개를 돌립니다. 부모 입장에서는 다른 곳을 쳐다보는 아이에게 "너는 아빠가 말하는데 왜 쳐다보지 않니? 무슨 생각을 하는 거야?"라며 야단을 치기 마련입니다.

현명한 부모라면 설교하기를 멈추어야 합니다. 대신 아이들이 먼저 질문하기를 기다리고, 아이들이 '엄마, 아빠는 청소년 시기를 어떻게 보냈을까?' 하고 궁금해하며 질문했을 때 자신의 이야기를 들려주면 설교가 아닌 대화가 되는 것입니다.

잔소리하기　　　　잔소리 또한 사춘기 자녀와 대화할 때 전
　　　　　　　　　혀 통하지 않는 방법 중 하나입니다. 계
속 잔소리를 하면 언젠가는 아이의 머릿속에 그 말이 새겨질 것이
라고 믿지만, 이는 잘못된 생각입니다. 부모가 잔소리를 할수록 아
이는 보란 듯이 부모를 더 무시하거나 화를 냅니다.

　잔소리가 왜 사춘기 자녀에게 먹히지 않는 것일까요? 그것은 부
모의 논리와 사춘기 자녀의 논리가 다르기 때문입니다. 부모가 옳
다고 생각하는 것을 사춘기 자녀 입장에서는 받아들일 수 없고, 반
대로 사춘기 자녀의 황당한 논리 또한 부모 입장에서는 받아들일
수 없기 때문입니다. 아이는 친구와 통화하느라 심부름을 지금 당
장 할 수 없는 것을 당연하게 생각합니다. 사춘기 자녀의 입장에서
는 본인에게 가장 중요한 일을 지금 하고 있는데 부모가 하지 말라
고 하니, 이해되지 않는 잔소리에 불과하다고 느끼는 것입니다.

죄책감과 모욕감　　　부모는 비록 의도적이지 않더라도 자녀
느끼게 하기　　　　에게 자주 말실수를 합니다. 다른 집 아
이와 비교하거나 아이가 모욕감을 느끼게 하거나, 마음에 깊은 상
처를 낼 수 있는 말들을 별 생각 없이 하는 경우도 많습니다.

　모든 사실을 솔직하게 말해야 한다는 분위기에 휩쓸려 막말하는
상황이 사회 전반에 만연해 있습니다. 그런데 이런 솔직한 말이 도
를 넘어 무례한 말이 되고, 무례한 말이 지나쳐 악의에 찬 욕설이

됩니다. 심지어 서로 마음 놓고 욕하는 욕설 사이트가 생길 정도입니다. 이런 분위기는 가정에까지 번져서 부모는 자녀에게 아무렇지 않게 욕설을 내뱉고, 자녀 또한 비록 보이지 않는 곳에서 한다 하더라도 부모에게 심한 욕설을 서슴없이 합니다.

자녀에게 욕과 잔인한 말을 하거나 말로 인신공격을 하는 것은 신체 학대 못지않게 가혹한 정신적인 학대입니다. 어릴 때부터 언어 학대 속에 자란 아이들은 심리적으로 자신을 가치 없는 사람이라 여겨 우울증을 앓거나 사회에 잘 적응하지 못하는 반사회적인 성격으로 자랄 수 있습니다.

사춘기 아이가 부모에게 듣고 싶은 말

사춘기 아이가 부모에게 듣고 싶어 하는 말은 어떤 말일까요? 꼭 부모와 자식 간의 관계가 아니더라도 모든 사람은 주변 사람에게 "나는 너를 정말 좋아해", "너는 나에게 매우 소중한 사람이야"라는 따뜻한 사랑이 담긴 말을 듣고 싶어 합니다.

마거릿 미드Margaret Mead는 문화인류학자입니다. 그녀는 『사모아의 사춘기 Coming of Age in Samoa』(1928)라는 책에서 각 나라의 전통문화가 어떻게 만들어졌는지를 문명과 동떨어진 원주민 부족을 통해 연구했습니다. 그녀가 각각의 문화에서 발견한 공통점은 새로운 세상은 소수의 천재에 의해서 만들어지지만 더 나은 세상은 친절한 말을 하는 평범한 사람들에 의해서 만들어진다는 사실이었습니다. 따라서 부모는 자녀에게 위로를 하고 용기를 북돋아주는 말을 아끼지 말아야 합니다.

자녀와 대화를 할 때 재밌게 말할 수 있는 부모는 자녀 입장에서 멋있고 훌륭한 부모라고 할 수 있습니다. 재치와 유머로 자녀를 웃게 만들 수 있는 부모라면 자녀와의 대화에서 이미 절반은 성공한 셈입니다.

아이에게 절대 해서는 안 될 네 가지 말

욕설하기 만약 누군가가 "이 바보야", "멍청아", "머저리 같은", "재수 없는 놈", "꼴통아", "빌어먹을 놈" 같은 말을 한다면 무척 불쾌할 것입니다. 하지만 자기도 모르게 자녀에게 이런 말을 내뱉는 부모가 있습니다. 요즘은 길거리에서 아무렇지 않게 욕이나 음담패설을 내뱉는 학생들이 많습니다. 그런 학생들에게 "집에서도 그런 말을 하니?"라고 물어보면 "네, 저희 부모님도 집에서 저에게 욕을 하시는걸요"라고 아무렇지 않게 대답하곤 합니다.

불평하는 말 하기 우리는 모두 어느 정도 불평을 하며 지냅니다. 많은 사람이 이 세상과 자신에게 닥친 불행에 대해 불평을 털어놓습니다. 자신이 소유하고 있는 것은 당연하게 여기는 반면, 더 많이 가지지 못한 것에 대해서는 억울해하고 못마땅해하는 것입니다. 하지만 현명한 부모라면 자녀 앞에서 그런 모든 불평을 멈춰야 합니다. 부모가 자녀에게 불행하다고 하소연하거나 불평을 늘어놓으면 그것이 고스란히 스트레스가 되어 아이에게 전달된다는 사실을 알아야 합니다. 불행 에너지가 불평하는 말을 통해 아이에게 전해지는 것입니다.

잔인한 말 하기 무기는 사람의 몸을 다치게 할 수 있지만 잔인한 말은 사람의 마음에 손상을 끼칩니다. 자녀에게 "너는 왜 태어나서 나를 힘들게 하니! 태어나지 않는 것이 나았을 텐데", "너를 낳은 것을 정말 후회한다"라고 말하는 것은 언어폭력을 넘어서 아이의 마음에 깊은 상처를 내는 것입니다. 자신이 받은 스트레스 때문에 좌절하거나 화가 나서 아이의 영혼에 상처 주는 말을 하는 부모도 있습니다. 하지만 이런 잔인한 말은 아이에게 수년간, 아니 때로는 평생 동안 씻을 수 없는 상처를 남기게 됩니다.

무례한 말 하기

상대를 배려하지 않고 무례한 말을 툭툭 내뱉는 것은 자신의 나쁜 감정을 배설하는 것과 같습니다. 집에서 부모가 자녀에게 무례한 말을 쉽게 내뱉으면 자녀도 무례한 말과 행동을 따라 합니다. 부모가 모든 상황에서 항상 긍정적이고 좋은 말만 하는 것은 무척 어려운 일입니다. 어쩔 수 없이 화를 낼 때도 있고 때로는 불평을 쏟을 때도 있습니다. 하지만 그보다 더 어려운 일은 아무렇지 않게 내뱉은 말 때문에 아이가 입은 상처를 씻어내는 일이라는 점을 명심해야 합니다.

사춘기 자녀의 마음을 여는 대화법

- 자녀와 대화를 시작할 때는 '너'로 시작하기보다 '나'로 시작한다. "너는 나쁜 행동을 했어"라고 말하기보다 "나는 네가 이런 행동을 해서 걱정이 된다"라고 말한다.

- 부드럽게 우호적으로 질문한다. 아이의 기분이 나빠 보일 때 "오늘 친구와 무슨 일 있었어?"라고 물어보기보다는 "오늘 하루는 어떻게 보냈니?"라고 물어본다.

- 대화를 할 때는 짧게 단답식으로 주고받는 것보다 길게 주고받는 것이 좋다. 길게 대화하면서 말을 주고받으면 아이도 자신의 마음을 열고, 부모는 아이의 감정을 읽을 수 있게 된다.

- 부모는 아이의 말을 주의 깊게 들어야 한다. 부모가 진지하게 경청하면 아이는 자신이 인정받는다고 느껴 더욱 의젓하게 말하는 습관이 생긴다.

- 부모는 사춘기 자녀가 일상생활에서 심한 스트레스를 받고 있다는 것을 과소평가해서는 안 된다.

- 부모의 관심과 사랑이 아동기보다 사춘기에 더 많이 필요하다는 사실을 잊지 않는다.

- 자녀가 요구할 때까지 자녀에게 충고하는 것을 참는다.

- 자녀와 대화할 때 될 수 있는 한 부모는 화를 내지 않도록 노력한다.

위험을 알리는
신호들

모든 10대들은 때로 이유 없이 반항합니다. 어느 정도 반항심을 가지고 엉뚱한 행동을 하는 것을 모두 비정상이라고 할 수는 없습니다. 사춘기 청소년이 때때로 엉뚱한 행동을 하더라도 학교생활을 잘하고 친구들과 원만하게 지낸다면 전혀 문제가 되지 않습니다. 하지만 심각한 우울 상태에 빠져 있거나 자살 시도를 하거나 범죄에 연루되어 법을 어기는 경우에는 위험을 알리는 신호라고 보아야 합니다.

이 신호에 부모는 즉각적인 반응을 보이며 도움을 주어야 하는데, 실제로 이런 상황이 닥치면 부모가 할 수 있는 일이 아무것도 없는 것처럼 느껴지는 경우가 많습니다. 부모가 해야 할 일은 먼저 자녀의 위험 행동이 정상인지 비정상인지를 구분하는 것입니다. 비정상적인 행동에 대한 지식을 어느 정도 가진 경우라면 자녀의 위험 행동에 대해 이해하기 쉽고 부모로서 상처 또한 덜 받게 됩니다.

위험 행동은 매우 다양하게 나타납니다. 호기심에 담배를 피워 보거나 친구들과 어울려 야한 동영상을 보는 것은 아이들이 하는 지극히 정상적인 행동이라고 할 수 있습니다. 하지만 간혹 전문가의 도움이 필요할 만큼 심각한 행동을 보이기도 하는데, 이러한 경우에는 조기에 발견해 전문적인 치료를 해야 합니다. 위험 행동은 그 범위가 매우 넓지만, 감기와 폐렴이 다르듯이 정상적인 아이의 행동과 위기에 처한 아이들이 보내는 신호는 다릅니다. 다음은 불안·우울의 정서적인 문제를 암시하는 신호들로 어느 한 가지라도 2주 이상 지속되면 전문가와 상담이 필요합니다.

· 별다른 이유 없이 머리와 배가 아프다고 한다.
· 좋아하던 일에 갑자기 흥미를 잃었다.
· 수면 습관과 식습관이 변했다.
· 친구가 없고 혼자 지낸다.
· 학교에 가지 않으려고 한다.
· 여러 과목에서 성적이 떨어진다.
· 죽음에 집착한다.

사춘기 아이들은 때로 거칠고 이해할 수 없는 이상한 행동을 합니다. 어른보다 훨씬 충동적이고 이상한 행동에 끌리는 것은 충동

통제가 되지 않기 때문입니다. 하지만 다음 항목이 2주 이상 지속되면 아이가 분노와 공격성을 스스로 조절할 수 없는 상태인 것으로, 아이 자신을 위험에 빠지게 할 수 있습니다.

- 교실에서 용납되지 않는 행동을 한다.
- 교사가 반복적으로 문제 행동을 지적한다.
- 공격적인 행동을 보인다.
- 자해 행동을 한다.
- 남의 물건을 훔치거나 거짓말을 한다.
- 같은 행동을 반복하고, 이를 저지하거나 방해하면 크게 흥분한다.
- 성격이 변했다고 느낀다.
- 주변 사람에게 난폭한 행동을 한다.
- 비행 청소년들과 어울리며 문제 행동을 한다.
- 공상과 현실을 혼동하는 경향이 있다.

충동적인 행동을 하거나 갑자기 성격이 달라지고 폭력적으로 변하며 부모가 알아들을 수 없는 말을 계속한다면 심각한 정신적 문제를 암시하는 증상으로 보아야 합니다. 최근 뇌과학자와 정신의학과 의사들이 사춘기 청소년의 정신적인 문제에 대한 많은 연구를 하고 있고, 이를 통해 이런 문제를 효과적으로 치료하는 방법을 찾아내고 있습니다. 또한 좀 더 과학적으로 접근해 사춘기 아이들이 왜 그런 행동을 하는지 설명하고, 부모로 하여금 자녀를 더 이해할 수 있도록 돕고 있습니다.

사춘기 아이의 정신적인 문제는 부모가 해결할 수 있는 것이 아닙니다. 뇌과학자들에 따르면 사춘기의 문제 행동은 뇌기능 장애 때문에 발생합니다. 부모의 행동 때문에 자녀에게 정신적인 문제가 생긴 것이 아니므로 부모가 전적으로 치료할 수 있는 문제도 아닙니다. 다만 자녀를 잘 지켜보고 위험을 알리는 신호를 감지하는 것이 부모의 역할이라고 할 수 있습니다. 자녀에게 정신적 문제가 있는 경우 조기에 진단받고 치료받도록 해야 아이가 더 건강하게 자라고 만족스러운 삶을 살 수 있습니다.

사춘기 자녀에게 정신적인 문제가 생기면 대부분의 부모는 자신들 때문에 자녀에게 문제가 생긴 것으로 생각하고 자책합니다.

아이가 어릴 때부터 부부 싸움을 많이 했어요. 싸우는 것을 너무 많이 봐서 아이가 폭력적으로 변한 것 같아요.
제가 일에만 몰두하느라 아기 때부터 제대로 돌보지 못했어요. 그래서 우리 아이에게 정서 불안이 생긴 것 같아요.

폭력적인 행동으로 경찰서에 가게 된 아이나 지나치게 겁이 많고 심한 불안함을 느껴 학교생활을 잘하지 못하는 아이들의 부모는 아이의 문제 행동을 모두 자신의 탓이라고 생각합니다. 하지만 사춘기 아이들이 심각한 문제 행동을 보이는 것은 부모의 잘못이 아니라는 점을 거듭 강조하고 싶습니다.

지난 수십 년간 뇌과학자들이 '뇌기능 장애'를 연구한 결과 '뇌기능 장애'의 원인은 뇌세포 간의 화학작용으로 밝혀졌습니다. 그리고 뇌과학이 발달하면서 청소년의 정신적인 문제는 자라고 있는 뇌의 문제라는 새로운 시각이 등장했습니다.

위기의 청소년들

- 사춘기 뇌는 어른의 뇌보다 스트레스에 더 취약하다.
- 사춘기 뇌는 위험한 행동에 마음이 끌린다.
- 술과 담배는 사춘기 뇌에 손상을 주는데, 이는 여학생에게 더 치명적이다.
- 사춘기 뇌는 범죄를 충동적으로 저지르기 쉽다.
- 청소년의 8%가 심각하게 우울하다.
- 청소년의 40%가 자살에 대해 생각해본 적이 있다.
- 청소년의 9%가 일생에 한 번 이상 자살 시도를 한다.
- 우리나라 청소년 사망 원인 1위는 자살이다.

사춘기의 뇌 Q & A

Q. 사춘기 뇌는 어른의 뇌와 어떻게 다른가요?

A. 어른들은 하루에 1~2% 정도의 뇌세포를 만드는 반면 사춘기 아이들은 매일 15% 정도의 뇌세포를 만듭니다. 어른에 비해 엄청나게 많은 양을 스스로 만들고(가지 뻗기) 또 사라지게(가지치기) 하면서 자라고 있습니다. 무성히 가지를 뻗고 자라는 나무와 같죠.

만약 공부만 시킨다면 한쪽으로만 가지를 뻗는 나무가 될 것입니다. 뿌리 깊고 사방으로 가지를 뻗은 튼실한 나무로 자라게 하려면 학교 공부뿐만 아니라 인성과 사회성 교육에 도움이 되는 다양한 경험을 하도록 격려해

야 합니다. 오감을 자극하는 예술 활동, 운동, 다른 사람을 배려하는 자원
봉사 활동 등도 꼭 필요합니다.

Q. 사춘기 아이들이 반항하는 이유는 무엇인가요?

A. 변화무쌍하게 자라고 있는 뇌 때문입니다. 자라고는 있지만 완전히 성숙
한 상태가 아니어서 어른처럼 합리적인 판단을 하지 못합니다. 일명 파충
류의 뇌라고 불리는 사춘기 원시뇌(편도체)가 반응해 부모와 선생님들의
말을 오해하고 부모의 지시에 반항하는 것입니다.

Q. 사춘기 자녀를 둔 부모가 해야 할 일은 무엇인가요?

A. 부모는 사춘기 뇌 발달을 이해해야 합니다. 요즘 사춘기는 과거에 비해 일
찍 찾아오고 늦게 끝납니다. 과거에는 12세부터 18세까지를 사춘기로 보
았지만, 뇌과학자들이 사춘기 뇌를 들여다본 결과 사춘기는 10세에 시작
해 25세에 끝나는 것으로 밝혀졌습니다. 부모 세대에 비해 2배나 길어진
사춘기를 보내는 것은 아이들의 입장에서도 힘듭니다. 다소 미숙하고 엉
뚱한 행동을 해도 이해하고 지켜보면서 사춘기 뇌가 성숙하기를 기다려야
합니다.

Q. 사춘기 아이들에게 우뇌 교육이 중요한 이유는 무엇인가요?

A. 좌뇌는 지식과 정보를 다루는 뇌이고 우뇌는 감성, 창조성, 상상력을 다루
는 뇌입니다. 정보화 시대를 넘어서 인공지능 시대인 지금은 무엇보다 우
뇌의 역할이 중요합니다.

우뇌는 감정, 스토리, 창의성 등을 통해 발달합니다. 즐겁게 운동하고 예

술적인 활동에 참여하며 몸으로 부딪쳐 생생하게 얻는 경험들이 우뇌를 발달시킵니다. 다른 사람을 배려하고 사회적 약자를 위해 봉사하는 경험이야말로 가장 좋은 우뇌 교육입니다.

PART 2.

사춘기 문제, 부모 탓이 아니다

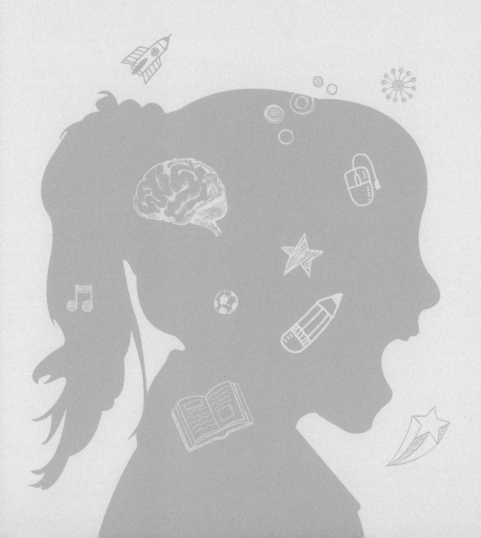

사춘기 아이의
통과의례

적응하기, 독립하기, 관계 맺기, 목표 설정

모든 민족은 저마다 '성인식'이라는 의식을 통해 사춘기의 통과의례를 거치는 관습이 있습니다. 북아메리카에 사는 아파치족은 소녀가 초경을 치르면 이를 축하하는 의식을 벌이고, 호주 원주민들은 성인식으로 소년들에게 할례 의식을 치르게 함으로써 고통의 과정을 통해 어른으로 자라도록 이끕니다.

그러나 복잡다단한 현대사회에서 이런 단순한 의식만으로 성숙한 어른이 되기는 어렵습니다. 오늘날 아이들은 청소년기를 지나 진정한 의미에서의 성인이 되기 위해 반드시 거쳐야만 하는 네 단계의 통과의례가 있습니다.

첫 번째 단계는 '적응하기'입니다. 사춘기 아이는 청소년기에 일어나는 급격한 신체 변화에 잘 적응해야 합니다. 사춘기 아이들은 하루가 다르게 크고 덩치 또한 우람해져 언뜻 어른처럼 보이지만 정신적으로는 여전히 불안정한 상태입니다. 사춘기가 되면 여자아이들은 초경을 하고 남자아이들은 몽정을 시작하는데, 이런 몸의 변화 또한 자연스럽게 받아들이고 잘 적응해야 합니다.

나와는 조금 다른 변화를 겪는 친구들에게 잘 적응하는 일도 중요합니다. 또래에 비해 사춘기 변화가 일찍 시작된 아이들은 신체적으로 조숙한 것처럼 보이지만 정신적으로는 미숙합니다. 따라서 신체 변화가 더딘 친구들과 자신을 비교하면서 혼란스러워하고 당혹감을 느끼기도 합니다.

두 번째 단계는 '독립하기'입니다. 사춘기 아이는 정신적으로 부모에게서 자연스럽게 독립해야 합니다. 사춘기는 자아 정체성을 확립해나가는 시기로, 사춘기 아이는 부모가 간섭하는 것을 아주 싫어합니다. 이유 없는 반항으로 부모와의 갈등이 심해지는 것은 부모에게서 독립하기 위해서입니다.

부모의 간섭을 전혀 받지 않아도 될 정도로 정체성을 확립하는 것은 쉬운 일이 아닙니다. 이는 단번에 이루어지지 않습니다. 그래서 아이는 부모와 다른 사고방식을 가지거나 부모가 싫어하는 옷을 입고 시끄러운 음악을 듣는 식의 행동으로 서서히 자신의 정체성을 찾아가게 됩니다. 특정 연예인에게 지나친 관심과 애정을 보이는 경우도 있는데, 이때 부모는 참고 기다릴 필요가 있습니다.

세 번째 단계는 '관계 맺기'입니다. 이 시기 아이들은 이성 친구를 포함해 다양한 친구를 사귀어야 합니다. 사춘기가 되면 또래 집단의 중요성을 알게 됩니다. 유년기 아이의 인생에 가장 큰 영향을 미치는 사람은 부모이지만, 사춘기에는 부모보다 친구와의 관계가 더 중요하게 되어 또래 친구의 영향을 많이 받고 이를 통해 더 큰 유대감을 형성합니다.

이때 성별에 구애받지 않는 폭넓은 관계 맺기는 아이가 성 정체성을 명확히 이해하도록 돕습니다. 사춘기가 되면 여성으로서, 그리고 남성으로서 자신의 성에 대한 자부심이 생깁니다. 친구들과 우정을 나누고 사랑을 주고받는 것에 관심을 두는 등 이성 친구와 건강한 교류를 해나가면서 자신의 성적 정체성을 찾아가는 것도 사춘기에 치러야 할 통과의례입니다.

네 번째 관문은 '목표 설정'입니다. 사춘기 아이는 학업 및 직업 목표를 명확하게 설정해야 합니다. 보통 스무 살이 되면 대학에 진학해 전공을 선택하거나 직장을 구하게 됩니다. 따라서 청소년 시기에 미래에 대한 구체적인 계획과 직업 목표를 구상해야 합니다.

대학 입학을 앞두고 '어느 학과를 선택할 것인가?', '장차 어떤 직업을 가지고 싶은가?' 하는 문제는 아이들 혼자 감당하기에 벅찬 고민입니다. 세상을 잘 모르는 사춘기 아이가 혼자 힘으로 내리기에는 어려운 결정이기 때문에 부모를 비롯한 주변 어른들의 조언과 도움이 꼭 필요합니다.

부모는 내 아이가 통과해야 하는 네 단계에 대해 명확하게 알고 있어야 합니다. 그래야만 아이와 세상 사이의 현명한 조정자가 되어 사춘기 아이가 반드시 거쳐야 할 육체적·정신적 변화를 잘 견디도록 적절한 도움을 제공할 수 있을 것입니다.

통과의례가 아닌 경우

자녀가 사춘기를 거치는 과정에서 비정상적인 행동을 보일 경우, 그 행동이 정신적인 문제 때문이 아닌지 부모가 주의해서 지켜볼 필요가 있습니다. 물론 가끔씩 보이는 이상행동은 크게 걱정하지 않아도 됩니다. 하지만 극도로 공격적이고 파괴적인 행동을 하거나 지나치게 긴장하는 경우에 정신적인 문제를 의심해봐야 합니다. 눈을 심하게 깜빡거리거나 헛기침 소리를 내는 틱 장애 행동을 반복적으로 하거나 손을 과도하게 여러 번 씻는 강박 증상은 정신적인 문제를 암시하는 행동이라고 의심해야 합니다.

부모는 자녀가 겪는 정신적인 고통을 온전하게 파악하기가 어렵습니다. 아이들 스스로가 자신이 정신적인 고통을 겪고 있다고 인정하고 도움을 필요로 하는 경우가 간혹 있지만 대다수는 그 사실을 부인합니다.

사춘기 아이에게 정신적 문제가 있는 경우 다양한 이상행동을 보입니다. 말이 없어지거나 사람을 기피할 수 있고, 몸 여기저기가 아프다고 하기도 합니다. 또한 우울해하거나 불안해하고, 불면증 증상을 보이며, 때로는 이유 없는 반항을 하고, 폭력을 휘두를 수 있습니다. 물론 아이의 행동 변화가 일시적으로 나타나고, 일상생활과 학교생활에 큰 지장만 없다면 상관없는 문제입니다. 하지만 학교에 못 가겠다고 하거나 자주 빠지고, 친구 없이 혼자 지내며, 가족과 계속 싸우는 악순환이 반복된다면 전문가의 도움이 필요한 상태가 아닌지 의심해보아야 합니다.

내 아이의 뇌에서
지금 무슨 일이 일어나고 있나

뇌가 아이의 행동을 결정한다

아이가 사춘기에 접어들면 부모는 아이의 위험하고 엉뚱하며 이해할 수 없는 행동을 자주 목격하게 됩니다. 그래서 부모는 "그 애 머릿속에 뭐가 들었는지 도통 알 수 없어요"라는 말을 달고 사는 경우가 많습니다.

1900년대 초반, 지그문트 프로이트Sigmund Freud가 정신분석이론을 통해 무의식에 있는 심리적 문제가 자기도 모르는 사이 정신장애로 이어진다는 사실을 밝힌 지 무려 백여 년이 지났습니다. 덕분에 그간 정신의학도 상당한 발전을 거듭했습니다.

프로이트는 어릴 때 아이의 마음에 큰 상처를 주면 사춘기에 정신적인 어려움을 겪게 된다고 주장했습니다. 하지만 뇌과학과 뇌

영상촬영기술이 발달하면서, 정신분석이론과는 또 다른 정신장애와 관련된 새로운 진실이 밝혀졌습니다. 바로 '뇌에 생긴 장애가 정신장애를 일으키고 있다'는 사실입니다.

지난 40년간 뇌 영상촬영기술은 눈부시게 발전해왔습니다. 1970년대 초에 개발된 이래로 병을 진단하고 치료하는 과정에서 가장 많이 사용되고 있는 컴퓨터 단층촬영술(CT)이 대표적인 사례입니다. 또한 MRI, 단일광 전자 방출 컴퓨터 단층촬영술(SPECT), 양전자 방출 단층촬영술 등을 개발해 살아 있는 뇌를 직접 눈으로 들여다보며 연구한 결과를 바탕으로 정신장애에 대한 새로운 정보를 얻게 되었습니다. 요즘은 정신과적 문제를 진단하고 치료할 때도 이런 뇌 영상촬영기술을 많이 사용하는 추세입니다.

뇌과학 분야의 눈부신 발전은 지난 삼십여 년간 청소년들이 문제 행동을 하는 근본적인 이유를 밝혀내는 데 성공했습니다. 과거 정신분석이론을 중심으로 한 정신장애 연구에서는 부모의 잘못된 양육 방식이나 아이가 받은 마음의 상처에 의해 아이들이 심리적인 고통을 겪는다고 믿었습니다. 그러나 이런 정신분석이론 중심의 정신장애이론에 더해 최근 뇌과학자와 정신과 의사들이 뇌신경을 분석하고 연구한 결과, 뇌에 장애가 있는 아이들이 정신장애를 겪는다는 사실을 밝혀낸 것입니다.

또한 우리 몸속에서 분비되는 엔도르핀이나 세로토닌과 같은 신경전달물질이 뇌신경세포에 영향을 주어 개인의 기분과 감정은 물론 행동에도 영향을 준다는 사실을 밝혀냈습니다. 뇌를 직접 들여다보는 것과 동시에 각종 신경전달물질의 역할이 밝혀짐으로써 정신장애에 대해 더욱 많이 이해할 수 있게 된 것입니다.

사춘기 뇌에서는 어떤 일이 일어나고 있을까

초기 뇌과학자들은 태어날 때 만들어진 뇌는 결코 변하지 않는다고 믿었습니다. 교통사고와 같이 외부 충격으로 뇌가 다치는 경우에만 뇌장애가 올 수 있다고 생각했던 것입니다. 하지만 뇌 영상 촬영기술을 이용해 뇌의 내부를 들여다볼 수 있게 되면서 이러한 생각이 완전히 바뀌었습니다. 뇌가 어떻게 구성되어 있는지, 어떤 기능을 하는지 더욱 자세히 알아냈고, 기존의 가설을 뒤집는 새로운 사실도 발견했습니다.

특히 사춘기 뇌가 계속 자랄 뿐 아니라 그 구조도 계속 변한다는 점을 알아냈습니다. 사춘기 아이들의 심한 감정·행동 변화와 충동적인 성향은 뇌가 계속 변화해 발생한다는 점이 밝혀진 것입니다.

다시 말해 뇌과학자들은 '제2의 탄생기'를 거치고 있는 사춘기 뇌의 특성을 발견했는데, 이것은 획기적인 사건이라고 할 수 있습니다. 건강한 뇌를 가지고 태어난 아이라면 이론적으로는 어떠한 환경에도 잘 적응하고 불안증이나 우울증 같은 정신 질환에도 걸리지 않아야 합니다. 하지만 안타깝게도 모든 사람이 건강한 뇌를 가지고 태어나는 것은 아닙니다. 일부 사람들은 선천적으로 또는 외부의 충격으로 뇌 구조가 불안정해 정서적·행동적·정신적으로 다소 고통을 겪으며 살아갈 수밖에 없습니다. 따라서 과거에는 정신적인 문제가 생길 경우 이를 자신도 어찌할 수 없는 일로 여겼지만, 최근에는 뇌기능 장애의 문제로 받아들이고 있습니다.

사춘기 아이들의 이상행동을 단순히 정서 문제로 접근하거나 일시적인 행동 문제로만 생각해서는 안 되며, 근본적인 뇌기능 장애가 아이들의 이상행동을 이끌어낼 수 있다는 사실을 분명 염두에 두어야 합니다. 물론 부모의 잘못된 양육 방식과 태도는 아이들을 힘겹게 할 수 있습니다. 하지만 대다수의 청소년들이 일으키는 문제는 뇌기능 장애 때문에 생긴다고 이해해야 합니다.

자녀의 문제를 무조건 부모 탓으로 돌릴 수는 없습니다. 부모는 의사가 아니기에 아이의 뇌 속 기능을 일일이 확인해볼 수 없고, 뇌의 화학작용이 어떻게 일어나는지도 알 수 없습니다. 하지만 아이들이 나쁜 마음을 품고 고의적으로 이상한 행동을 하거나 부모를 향한 무조건적인 적개심 때문에 충동적인 행동을 하는 것은 아니라는 점을 알아야 합니다. 사춘기의 이상행동은 불안정한 뇌에서 비롯된다고 보고 뇌기능 장애에 대해 더 깊이 이해하면 사춘기 아이들의 문제를 더욱 합리적으로 해결할 수 있습니다.

뇌기능 장애는 신경전달물질 때문에 생긴다

뇌에는 300만 개 이상의 신경세포가 있고, 이 세포는 서로 연결되어 전기신호를 주고받습니다. 이때 전기신호는 어떤 메시지를 전달하고, 사람은 이 메시지에 따라 특정 행동을 하게 됩니다. 하나의 신경세포와 다른 신경세포 사이에서 전기신호를 전달하는 연결 고리를 '시냅스'라고 하는데, 이 '시냅스'가 신경전달물질을 전달해주기 때문에 각각의 뇌세포가 서로 의사소통을 할 수 있는 것입니다. 따라서 뇌신경세포가 제 기능을 하기 위해서는 시냅스가 중개 역할을 제대로 해주어야만 합니다.

지금까지 시냅스에서 신경세포들 사이를 중개하는 수십 개의 신경전달물질을 알아냈습니다. 그중에서 세로토닌과 도파민, 노르에피네프린이라는 화학물질이 이상행동 및 정서장애와 가장 깊은 관련이 있는 것으로 알려져 있습니다.

- 세로토닌: 주로 자살 충동, 강박관념, 강박충동을 느끼게 하는 데 관여하는 화학물질로, 몸속에 세로토닌이 부족하면 우울 증상과 강박 증상이 나타난다. 따라서 대부분의 우울증과 강박증 치료제에는 세로토닌 분비를 촉진하는 성분이 포함되어 있다.
- 도파민: 스트레스를 많이 받을 경우 분비되는 스트레스 호르몬으로, 주의력과 기억력을 떨어뜨리고 쾌감을 느끼게 한다.

· 노르에피네프린: 불안을 조절하고 뇌를 깨워주는 화학물질이다. 주의력과 집중력은 물론 각성이나 공포와도 깊은 관련이 있다.

뇌는 스트레스에 따라 변한다

뇌신경전달물질을 조절하는 약물도 있지만 주변 환경이나 스트 레스에 따라 신경전달물질에 변화가 생기기도 합니다. 특히 저항력이 약한 뇌의 경우 스트레스를 많이 받으면 뇌의 화학작용이 크게 변하게 됩니다. 물론 모든 사람들이 스트레스를 똑같이 받는 것은 아닙니다. 예를 들어 사랑하는 사람과 헤어진 다음 극심한 스트레스를 받아 몸이 쇠약해지거나 우울증에 빠지는 경우도 있지만 말끔하게 정상을 되찾는 사람들도 있기 마련입니다.

뇌는 고정불변한 것이 아닙니다. 뇌는 환경과 스트레스에 따라 끊임없이 적응하고 변합니다. 특히 사춘기가 되면 전두엽을 비롯한 뇌 전체가 짧은 기간 동안 엄청난 변화를 거치게 되는데, 이 때문에 사춘기 뇌는 더욱 쉽게 상처받을 수 있으며, 외부 변화에도 취약합니다. 어린 시절에 경험한 잦은 이사와 전학, 부모의 이혼, 육체적·정신적 학대는 아이의 뇌가 정상적으로 발달하지 못하게 하는 요인이 되기도 합니다. 또한 급격한 신체 변화와 초고속으로 변하는 현대사회에 적응해야 하는 사춘기의 뇌는 더욱 많은 스트레스를 받을 수밖에 없습니다. 다시 말해 오늘날 사춘기 아이들의 뇌는 더욱 위험한 상황에 놓이게 된 것입니다.

뇌에도 브레이크가 있다

뇌가 건강하지 못한 일부 청소년들은 스트레스를 받으면 감정과 행동을 자제하지 못하고 충동적으로 감정을 드러내거나 비정상적인 행동을 합니다. 또한 학습에 집중하지 못하고 지나치게 불안해하거나 우울해할 수도 있습니다. 심지어는 아주 공격적인 행동을 하기도 합니다.

사춘기는 뇌가 발달하는 시기이고, 뇌에서도 가장 활발하게 발달하는 부위는 뇌의 가장 앞에 있는 전두엽입니다. 전두엽은 충동을 억제하고 참을성을 키우며, 후회하게 될 행동을 하지 않도록 브레이크를 거는 역할을 하는 곳입니다. 따라서 전두엽에 문제가 생기면 거짓말을 하거나 물건을 훔치고, 자주 욕을 할 뿐만 아니라 충동적으로 행동할 수 있습니다.

전두엽은 어떤 일을 시작하기 전에 미리 계획을 세우는 역할을 합니다. 이는 뇌가 가장 활발하게 발달하는 시기인 사춘기에 정상적으로 만들어져야 하는데, 만약 전두엽이 정상적으로 발달 못할 경우 사춘기에서 영원히 벗어나지 못하고 충동적인 행동을 하게 될 수 있습니다.

한편 전두엽은 또 다른 중요한 역할을 하는데, 부적절한 행동을 하지 못하도록 막는 것입니다. 1949년 포르투갈의 의사 에가스 모니스Egas Moniz는 전두엽 절제 수술을 통해 전두엽이 충동적인 행동을 조절한다는 사실을 증명하고 노벨 의학상을 받은 바 있습니다. 당시 난폭한 행동을 보이는 데다 어떤 방법으로도 고칠 수 없었던 환자를 뇌 수술로 치료했습니다. 하지만 몹시 위험하고 힘든 수술로 알려진 전두엽 절제 수술은 뇌과학과 약학이 발달하면서 하지 않고 있습니다.

최근 뇌과학자들은 사춘기가 되면 전두엽에서 엄청난 일들이 일어난다는 사실을 밝혀냈습니다. 사춘기에 뇌가 발달하면 부적절한 행동을 억제하는 전두엽도 함께 발달하기 때문에 자제력이 생기고, 청소년기의 여러 과격한 행동을 줄일 수 있다는 것입니다. 따라서 전두엽은 자칫 충동적이고 폭력적으로 행동하기 쉬운 사춘기 청소년에게 아주 성능 좋은 자체 브레이크 역할을 한다고 볼 수 있습니다.

뇌기능 장애,
아이의 변화를 주시하라

뇌기능 장애는 관찰로 알 수 있다

아이의 뇌기능 장애를 어떻게 알아볼 수 있을까요? 수시로 MRI 촬영을 할 수 없으니 부모는 아이의 행동과 정서 변화에 주의를 기울여야 합니다. 모든 크고 작은 변화는 내 아이의 뇌 상태를 충실하게 암시하고 있습니다. 애정이 깃든 관찰만으로도 사춘기 뇌기능 장애를 쉽게 발견할 수 있습니다.

게임에는 집중을 잘하는데 공부에는 집중을 못해요

사춘기의 주의력 결핍 과잉 행동 장애(이하 ADHD)는 모든 문제 행동 중 가장 흔할 뿐만 아니라 가장 많이 연구되어온 문제입니다. ADHD는 학교생활, 친구 및 가족 관계 등 아이의 일상생활과 관련된 모든 것에 영향을 미칩니다. 정상적인 아이들의 중·고등학교 중퇴율은 2%에 불과하지만 ADHD가 있는 아이의 중퇴율은 25%에 이른다는 사실만 보아도 그 영향력을 알 수 있습니다. ADHD가 있는 아이는 능력과 자신감에 많은 상처를 받게 되는 것입니다.

책상에는 매일 앉아 있는데 성적이 자꾸만 떨어져요　보통 또는 보통 이상의 지능을 가진 학생인데도 성적이 지속적으로 떨어진다면 사춘기 학습 장애를 의심할 수 있습니다. 학습 장애 학생은 아주 기초적인 지식도 익히기 어려워하기 때문에 학업을 제대로 따라갈 수 없고 사춘기를 무난하게 넘기기가 힘들어집니다.

말대꾸가 심하고 너무 폭력적이에요　비행 청소년들은 다른 아이들과 정상적인 인간관계를 형성하지 못하는 경우가 많습니다. 비행 청소년들은 대부분 예의가 없고 공격적이며 불성실하기 때문에 주변 사람들에게 호감을 얻기 힘듭니다. 학업을 지속하는 데에도 상당한 어려움이 따르기에 학교를 중퇴할 가능성도 큽니다. 또한 비행 청소년들은 성인이 되어서도 범죄를 일으킬 가능성이 매우 높습니다.

**밥 먹고 나면
짜증을 내요**

거식증이나 폭식증과 같은 섭식 장애가 있는 청소년은 스스로를 사회적으로 고립시키고 오로지 먹는 일에만 집착합니다. 섭식 장애를 가진 사춘기 여자아이는 친구들과 잘 어울리지 못하고 제 나이에 맞는 활동을 하기 어렵습니다.

이상한 버릇이 생겼어요

틱 장애를 가진 청소년은 자신을 비정상이라고 생각합니다. 자신의 행동 때문에 다른 사람이 놀릴까 봐 걱정하고 다른 사람들과 함께 있는 것을 기피합니다. 결국 틱 장애를 가진 청소년은 다른 사람들과 어울리지 못하는 자신을 비관하고 마음의 상처를 안고 생활합니다.

**시험 걱정으로
잠을 못 자요**

불안증을 가진 청소년은 항상 의욕이 넘치기 때문에 언뜻 정서 상태가 좋은 것처럼 보일 수 있습니다. 하지만 이는 지나치게 긴장해서 나타나는 증상일 뿐입니다. 즐길 줄 모르기 때문에 학교에서도 인기가 없고 또래들과 잘 어울리지 못하며, 항상 지루해하거나 투덜대고 결국에는 자신감을 잃고 우울증에 빠지기도 합니다.

또한 타인으로부터 놀림당하는 것을 두려워하는 사회 공포증을 가진 아이는 다른 사람들과 같이 있는 것을 꺼립니다. 따라서 시간이 지날수록 사회적으로 무능한 사람이 될 가능성이 높고, 어른이 되어서도 자신이 원하는 직업을 가지지 못하는 경우가 많습니다.

같은 행동을
여러 번 반복해요
강박 장애를 가진 청소년은 강박적인 사고와 행동을 숨기느라 항상 정신이 없기 때문에 원만한 사회생활을 해낼 수가 없습니다. 다시 말해 강박 행동으로 대부분의 시간을 낭비해 친구들과 정상적으로 어울려 지낼 시간이 많지 않습니다.

자꾸만 화가 나고
아침에 눈뜨기 힘들대요
우울증을 가진 아이는 자신과 타인에게 늘 부정적입니다. 우울증이 생기면 다른 사람과 함께 있거나 학교에 가는 것을 싫어하고 성적이 부진하며, 친구를 사귈 기회도 줄어듭니다. 자기 상황이 항상 절망적이라고 느끼고 주변 사람과의 교류를 기피하게 되며 자살의 위험도 아주 높아집니다.

상상의 세계에
자주 빠져요
조현병(정신분열증)은 청소년기에 가장 많이 생기는 질병입니다. 조현병에 걸리면 망상과 환각이 심해지고, 점차 실생활에 관심이 없어지며 비현실적인 세계에 사로잡혀 현실을 제대로 인식하지 못하게 됩니다.

사고 싶은 게 부쩍 많고
말을 너무 많이 해요

조울증을 가진 청소년은 모든 면에서 어려움을 겪습니다. 감정 기복이 심한 것은 물론 예측할 수 없는 행동을 하고 일을 벌이고 다닙니다. 학교 성적은 떨어지고 친구도 사귀기 어려우며 부모와도 항상 갈등을 일으키기 때문에 불안한 나날을 보내게 됩니다.

불러도 대답이 없고
친구들에게 무관심해요

자폐증을 가진 청소년은 대부분 말을 제대로 하지 못합니다. 다른 사람과 제대로 소통하지 못하거나 자신의 세계에 갇혀 있는 것처럼 보이며, 공부도 하기 어렵고 사회생활이나 관계 형성도 원만하지 않습니다.

사춘기 문제,
부모 탓으로 돌리지 마라

뇌기능 장애는 감기나 다름없다

불과 삼십 년 전만 해도 어린 시절의 상처나 충격, 양육 방식의 문제에서만 정신장애의 원인을 찾는 것이 일반적이었습니다. 그러나 오랫동안 유지되어온 이런 생각을 하루아침에 바꾸기란 몹시 어려운 일입니다.

사춘기 자녀에게 문제가 생기면 대부분의 부모들은 자책을 합니다. 주변에서 그것을 부모 탓으로 쉽게 평가해버리기 때문입니다. 이웃 사람은 물론 학교 선생님이나 부모의 친구들조차 부모에게 이런 말을 거리낌 없이 내뱉는 경우가 흔합니다.

천식이나 당뇨병 같은 질병에 대해서는 부모 탓을 하지 않으면서도 유독 정서장애에 대해서는 많은 사람이 일하는 엄마 혹은 지나치게 억압하는 아빠, 싸우는 부모에게 모든 화살을 돌립니다. 하지만 사춘기 청소년이 뇌기능 장애를 보이는 것은 부모 탓이 아닙니다. 지난 수십 년간 진행된 뇌 연구 결과에 따르면 뇌기능 장애는 뇌의 화학작용 때문에 발생하는 문제입니다. 뇌과학이 발달하면서 사춘기 청소년이 가진 문제를 새로운 시각으로 바라볼 수 있게 된 것입니다. 다시 말해 자녀의 뇌기능 장애는 부모 때문에 생긴 것이 아니므로 부모가 혼자서 해결할 수 있는 문제도 아닙니다.

뇌기능 장애는 몸의 질병이라는 점에서 감기와 다르지 않습니다. 감기같이 작은 병도 오래 방치하면 폐렴이나 여타 질환으로 발전하듯이 뇌기능 장애 또한 마찬가지입니다. 그러므로 부모는 자녀가 전문가의 도움을 받을 수 있게 해야 합니다. 만약 자녀가 이상 행동을 보인다면 조기 진단을 받아 하루빨리 치료받을 수 있도록 돕습니다. 몸의 다른 기관과 마찬가지로 뇌 역시 건강하게 지켜주어야 아이들이 더욱 만족스럽고 행복한 삶을 살아갈 수 있습니다.

사춘기 자녀를 둔 부모가 지켜야 할 일곱 가지 수칙

해로운 환경에서 방패막이 되어라 요즘 청소년들은 TV와 인터넷상의 폭력적이고 선정적인 유해 정보로 말미암아 심한 스트레스 환경에 노출되어 있습니다. 다양한 자극을 온전히 이해할 수 없는 나이인데도 지나친 자극에 일찌감치 노출되면 유혹에 쉽게 빠지게 됩니다. 따라서 부모는 자녀가 여가 시간에 무엇을 하는지 세심하게 살펴야 합니다.

'뇌의 전두엽'을 대신해 경고를 주어라 청소년기가 예전보다 더 빨리 시작되고 그 기간도 더 길어졌습니다. 이는 부모가 아이를 보호해야 할 시간도 길어졌다는 것을 뜻합니다. 자녀의 자율성을 존중하는 한편, 때로는 적극적으로 개입해 올바른 방향으로 이끌어야 합니다.

자녀가 도움을 요청하면 즉시 전문적인 도움을 받도록 하라 자녀가 당신에게 마음의 고통을 털어놓으면서 "우울하다", "죽고 싶다", "공부에 집중할 수가 없다"라고 고백하면 즉시 전문적인 도움을 받도록 합니다. 보통의 사춘기 문제로 생각해서 방치하면 문제가 더욱 악화될 수 있으며 적절한 치료 시기를 놓칠 수도 있기 때문입니다.

자녀에게 문제가 있다는 것을 빨리 인정하라 자녀에게 정신적인 문제가 있고 전문적인 치료가 필요하다는 것을 빨리 인정해야 합니다. 강박증이 있는 자녀를 둔 어머니는 "우리 아들이 처음 손을 계속 씻는 강박 증상을 보였을 때 저는 그냥 좋아지겠지 생각했어요. 하지만 아무리 노력해도 나아지지 않았고 오히려 더 심해졌지요. 결국 강박증은 아이나 부모가 고칠 수 없는 병이라는 것을 알게 되었어요"라고 고백하기도 했습니다.

자녀의 정서장애에 대해 정확하게 알아라 정서장애를 가진 자녀의 뇌에서 어떤 일이 벌어지고 있는지 이해하면 부모에게 큰 힘이 됩니다. 사춘기 정서장애에 대해 더 잘 알면 자녀의 문제가 부모 탓도 아니고 아이의 잘못도 아니며, 치료가 가능한 문제라는 것을 알게 됩니다. ADHD 치료를 받은 한 학생의 어머니는 "아이의 문제가 무엇인지 깨닫고, 그것이 뇌기능 장애 때문이라는 것을 알게 되니 더 침착하게 아이를 대할 수 있게 되었어요. 남편과 저는 더 이상 아이에게 화를 내지 않아요. 아이의 병에 대해 깊이 이해하게 되었기 때문이에요"라고 말하기도 했습니다.

모든 짐을 혼자 지려고 하지 마라 정서장애를 가진 자녀의 부모는 자신들이 모든 문제를 해결할 수 없음을 알아야 합니다. 이 사실을 빨리 받아들일수록 문제를 손쉽게 해결할 수 있습니다. 자기 때문에 자녀에게 문제가 생겼다고 여기기 시작하면 부모 자신도 죄책감으로 스트레스를 받고 우울증이나 불안증이 생길 수 있습니다. 부모의 정서 불안은 오히려 아이에게 해가 되기 때문에 부모를 위한 상담이나 부부 치료가 도움이 될 수 있습니다.

원만한 부부 관계를 유지하고 부모 스스로 행복해져라

자녀에게 정신적인 문제가 있다는 것을 알면 대부분의 부모는 서로 다투게 됩니다. 자녀의 문제가 서로의 탓이라고 비난하고 분노와 죄의식에 사로잡혀 부부 관계도 안 좋아지기 마련입니다. 아이 문제를 남편 탓으로 돌린 부인은 "처음엔 우리 아들의 문제가 전부 남편 탓이라고 생각했어요. 매일 늦게 들어오고 일요일에는 잠만 자고 가족에게 무관심했으니까요"라고 이야기했습니다. 그러나 자녀 문제로 부부 싸움을 하거나 서로의 탓으로 미루고 비난하는 것은 문제 해결에 아무런 도움이 되지 않습니다. 부모는 자녀의 치료에 적극적으로 참여하는 '공동 치료자'가 되어야 합니다.

한 자녀가 이상행동을 보이면 부모는 그 자녀에게 매달리게 되고 다른 형제들은 상대적으로 부모의 사랑을 받지 못한다고 느낍니다. 형제들은 부모의 처지를 이해하고, 사랑받고 싶은 마음을 억누르고 있다가 사춘기 때 문제 행동을 드러내기도 합니다. 따라서 부모는 다른 자녀에게도 관심을 두고 함께하는 시간을 늘리도록 노력해야 합니다.

사춘기 문제, 부모 탓으로 돌리지 마라

무엇이든 물어보세요

사춘기 문제 Q & A

Q. 우리 아이는 엄마가 잔소리꾼이라며 불평을 합니다. 왜 엄마가 하는 말을 모두 잔소리로 들을까요?

A. 엄마의 말이 모두 잔소리로 들리는 것은 부모의 대화법이 잘못된 것일 수 있습니다. 사춘기 자녀와 대화할 때 명심할 사항은 '듣고 또 듣는다'입니다. 사춘기 아이들이 부모에게 어떤 질문을 할 때에는 대답을 듣기 위해서 하는 것이 아닙니다. 자기 생각을 말하기 위해서입니다. 부모는 이 점을 항상 잊지 않고, 부모가 중간중간 대꾸하며 열심히 들어주면 아이 스스로 답을 찾게 됩니다. 이것이 가장 좋은 대화법입니다.

Q. 아이를 무조건 칭찬하면 버릇이 나빠지지 않을까요?

A. 칭찬과 사랑은 아무리 많이 해도 나쁘지 않습니다. 다만 일관적이고 꾸준한 칭찬이 중요합니다. 일관성 없게 칭찬하거나 똑같은 행동을 했는데 어떨 때는 칭찬하고 어떨 때는 혼내면 오히려 혼란만 일으키게 됩니다. 칭찬은 고래도 춤추게 합니다. 불안한 사춘기를 잘 지켜보고 항상 격려하고 칭찬해 용기를 북돋아주면 부모의 기대에 맞게 잘 자랄 것입니다.

Q. 우리 아이는 중학생이 되더니 방문을 꼭 잠그고 부모와 대화하려 하지 않아요. 어떻게 해야 하나요?

A. 사춘기가 되면서 부모와 거리를 두려고 하는 것은 지극히 자연스러운 일입니다. 갑작스럽게 일어나는 신체적인 변화뿐 아니라 마음의 변화에

적응하기 위해서입니다. 사춘기가 되면 '나는 누구인가?' 하는 정체성 문제에 부딪히는데 그때는 자기만의 공간에서 고민할 시간이 필요합니다. 부모를 싫어하거나 부모와 대화하기 싫어한다고 생각해서는 안 됩니다. 사춘기 고민을 부모에게 먼저 말할 때까지 여유를 가지고 기다려야 합니다.

Q. 아이가 목욕탕에서 혼자 심한 욕을 하는 것을 보고 깜짝 놀랐습니다. 집에서 어떻게 지도해야 하나요?

A. 아이가 욕하는 이유는 나이별로 다릅니다. 유치원 아이가 욕하는 행동은 어른들을 따라 하는 것이고, 말을 배우는 것입니다. 초등학생들이 욕을 하는 것은 친구들이 하는 말을 따라 하는 것입니다. 10대들이 친한 친구들끼리 욕을 하며 노는 행동은 어느 정도 10대 문화의 일부라고 볼 수 있습니다. 하지만 목욕탕에서 문을 잠그고 혼자 욕을 하는 것은 학교생활이나 친구들과의 사이에서 심한 스트레스를 받고 있다는 증거입니다. 부모와의 갈등을 제대로 표현하지 못해서 욕을 할 수도 있습니다. 아이와 대화할 시간을 만들어 어떤 스트레스에 시달리고 있는지 부모에게 털어놓을 수 있게 해야 합니다.

Q. 우리 아이는 온종일 스마트폰을 손에 쥐고 있습니다. 잠시라도 휴대전화를 손에 쥐지 않으면 불안해해요. 왜 그러는 걸까요?

A. 10대들이 스마트폰에 집착하는 것은 휴대전화를 통해서 친구들과 관계를 맺기 때문입니다. 10대들에게는 친구들이 그 무엇보다 중요합니다. 사춘기 아이들에게 친구는 자아 존중감의 근원이고 어떤 행동을 할 때마다 피

드백을 해주는 역할을 합니다. 스마트폰 시대에는 휴대전화를 통해 친구 관계를 맺기 때문에 휴대전화에 더 집착하게 됩니다. 휴대전화에 대한 지나친 집착은 친구 관계에 대한 지나친 집착을 의미합니다. 따라서 일상생활에서 친구 관계를 살펴보는 것이 중요합니다.

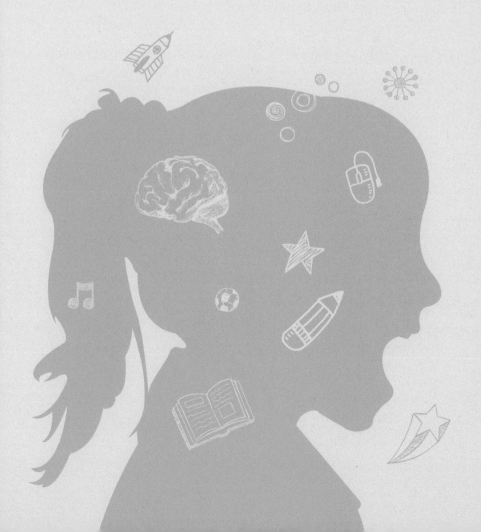

PART 3.

공부 잘하는 뇌의 문제

게임에는 집중을 **잘하는데** 공부에는 집중을 **못해요**

산만하고 친구가 없다면 ADHD를 의심하라

ADHD를 가진 아이는 대개 말썽쟁이나 장난꾸러기 혹은 호기심 많은 아이로 분류됩니다. 그리고 때로는 반항기 있고 공격적인 아이로 불리기도 합니다. ADHD 성향을 가진 아이가 자라서 사춘기가 되면 무엇보다 학교 성적이 급격히 떨어집니다. 하지만 가장 큰 문제는 또래 친구들 사이에서 따돌림을 당하기 쉽다는 점입니다. 이 아이들은 과제물을 항상 빠트리거나 물건을 잘 잃어버리는 등 사소한 실수를 반복하기 때문에 인간관계에서도 많은 문제를 일으키곤 합니다. 특히 공격적인 성향이 강한 경우엔 아무 이유 없이 친구들과 다투는 일도 생겨 결국 사춘기 ADHD 아이는 시간이 지날수록 같이 놀 친구가 점차 사라지게 됩니다.

소아청소년기에 나타나는 가장 흔한 문제는 ADHD다

ADHD 청소년을 자녀로 둔 부모들은 "게임을 할 때나 만화 볼 때는 집중을 잘하는데 숙제할 때는 집중을 전혀 못해요. 공부할 때도 그렇고요"라는 말을 가장 많이 합니다. 이런 경우 부모는 흔히 자녀의 문제 행동을 본래 성격이라고 여기거나 부모를 골탕 먹이기 위해 의도적으로 하는 행동이라고 생각하는 경우가 많습니다.

주의력 결핍 과잉 행동 장애, 즉 ADHD는 소아청소년기에 나타나는 가장 흔한 문제입니다. 전체 아동 가운데 5~10%가 ADHD로 어려움을 겪고, 특히 여자아이에 비해 남자아이에게 4~9배 정도 많이 나타납니다. 하지만 여자아이가 ADHD를 가진 경우 그 증상이 훨씬 더 심각하게 나타납니다.

ADHD는 크게 주의력 결핍과 과잉 행동, 그리고 충동 행동이라는 세 가지 양상의 행동 장애로 요약되는데 조금 더 자세히 살펴보면 다음과 같이 나뉩니다. 먼저 주의력 결핍과 과잉 행동이 동시에 나오는 경우가 가장 흔합니다. 이런 유형은 비교적 쉽게 ADHD 진단을 내릴 수 있습니다.

두 번째 유형은 과잉 행동이 빠진 경우로 '주의력 결핍 장애(이하 ADD)'라 불립니다. ADD 청소년은 실수를 많이 하고 소지품을 쉽게 잃어버리며, 자주 공상에 빠지고 행동이 민첩하지 못해 자기가 맡은 일을 끝까지 해내지 못합니다. 또한 게으르고 제멋대로이며 좌절감에 쉽게 빠지고 학습 능력이 많이 떨어집니다. ADD 청소년은 아이의 성격과 장애의 특성이 잘 구분되지 않아 ADHD보다 진단하기가 훨씬 어렵고, 따라서 대부분의 경우 병원을 뒤늦게 찾습니다.

이 밖에도 사춘기 ADHD 증상은 다양하게 나타납니다. 나쁜 짓을 일삼는 '불량소년' 같은 아이도 있는 반면, 항상 정신을 딴 데 팔고 다니는 어수룩하고 '바보' 같은 아이도 있습니다. 수영할 줄 모르면서 불쑥 수영장에 뛰어 들어가는 아이가 있는가 하면 수업 시간에 갑자기 소리를 지르는 아이도 있습니다.

사춘기 ADHD가 있는 학생에게서 가장 크게 드러나는 특징은 학업 성적 부진입니다. 친구들과 자주 싸우고 부모와의 관계도 좋지 않아 사춘기 ADHD 자녀 때문에 부부 간에 불화가 생길 수 있습니다.

사춘기 ADHD는 가능한 한 빨리 발견해 치료하는 것이 가장 중요합니다. 초기에 진단받아 개선하는 것과 사춘기에 들어서서 더 큰 문제가 생겼을 때 진단받는 것에는 엄청난 차이가 있습니다. 이 장애를 가진 아이들은 대개 학교생활을 몹시 힘들어하고 학교를 계속 다니고 싶은 마음도 없습니다. 또 학습 문제뿐만 아니라 항상 주변 사람들에게 지적을 당하기 때문에 불안과 우울, 자존감 저하 등 심각한 정서 문제도 더불어 생겨나게 됩니다.

나이가 들어도 ADHD는 나아지지 않는다

  최근 몇 년간 사춘기 ADHD에 관한 많은 연구가 진행되었고, 그
결과 ADHD의 특징이 상당히 명확하게 밝혀지고 있습니다. 과거
만 해도 ADHD 문제는 아동이 자라서 사춘기가 되면 저절로 사라
진다고 여겼습니다. 하지만 최근의 연구 결과에 따르면 이 장애는
나이가 들어도 좀처럼 나아지지 않는 것으로 밝혀졌습니다. 물론
사춘기 이후에는 ADHD 증상이 완전히 사라지는 것처럼 보이는
경우도 있지만 대개는 눈에 보이는 과잉 행동은 사라지더라도 산
만하고 부주의한 성격은 나아지지 않습니다.

  사춘기 ADHD를 가진 아이는 대부분 학업 성적이 매우 낮고 친
구가 없으며, 주변의 사람들을 불쾌하게 하는 행동을 수시로 반복
하면서 사춘기를 보내게 됩니다. 이러한 아이들 중 절반 이상은 청
소년이 되어도 같은 문제를 보입니다. 가장 흔한 문제는 지속적인
주의력 결핍과 충동적인 행동, 학습 부진, 불안, 자존감 저하, 대인
관계 문제 등이 있습니다. 그러다 보니 ADHD 청소년의 중·고등
학교 중퇴율은 다른 아이들에 비해 약 12배 정도 높게 나타납니다.
또한 어린 시절 공격적인 행동을 한 ADHD 아동은 사춘기에 반항
적인 행동을 하고 어른이 되어서는 반사회적인 행동을 할 가능성
도 훨씬 많아집니다.

  따라서 ADHD를 정서적으로 미성숙한 아이들이 으레 보이는 일

반적인 행동으로 생각하면 안 되며, 뇌가 발달하면 저절로 사라질 것이라고 기대해서도 안 됩니다. 이는 사춘기 ADHD에 관한 잘못된 생각입니다. ADHD는 나이가 들면서 저절로 나아지는 것이 결코 아니며, 쉽게 눈에 띄지 않을 뿐 학교생활이나 사회생활에 지속적으로 장애를 일으키는 만성질환이라고 보아야 합니다. 최근에는 아이들뿐 아니라 성인들도 ADHD 증상을 호소하며 병원을 찾는 일이 많이 있습니다.

ADHD 청소년은 뇌의 두께가 얇다

ADHD는 명백히 뇌에 생긴 장애입니다. 다시 말해 식이요법이나 부모의 육아 방식과는 관계가 없습니다. ADHD가 있는 아이는 부모로부터 유전되었거나 혹은 이 장애가 발생하지 않도록 하는 뇌의 기능이 선천적으로 취약하다고 보면 됩니다. ADHD를 가진 아이들을 조사했을 때, 아이의 부모 중 한 명도 어린 시절 이 장애와 유사한 상태를 경험한 경우가 많았고, ADHD를 가진 형제와 자란 아이가 그렇지 않은 아이에 비해 ADHD 증상이 더욱 많이 나타났습니다.

또한 ADHD 발생에 가장 결정적인 영향을 미치는 것은 뇌의 화학작용인데, 신경전달물질인 도파민 수치에 따라 ADHD 같은 뇌기능 장애로 이어집니다. 도파민 회로는 전두엽에서 운동 통제 센터 역할을 하는 기저핵으로 운동 명령을 보내는 기능이 있는데, 이 부분에 문제가 생기면 과잉 행동을 하게 됩니다.

뇌 영상촬영기술이 고도로 발달하면서 ADHD 청소년의 뇌가 일반 청소년의 뇌와 다르다는 사실 또한 밝혀졌습니다. 최근 미국립정신건강연구소는 6~16세 연령의 아이들 중 ADHD를 가진 아이 200여 명과 비교 대상이 되는 일반 아이 두 집단을 대상으로 총 3년에 걸쳐 MRI로 뇌 표면을 촬영했습니다. 그 결과 ADHD 청소년의 전두엽은 일반 청소년의 전두엽보다 두께가 더 얇았고, 뇌가 두꺼워지는 속도 또한 일반적인 경우에 비해 3년 정도 더뎠습니다. 뇌 표면이 평균 7.5세에 가장 두꺼워진다면 ADHD를 가진 아이는 10.5세에 그 변화가 나타난 것입니다. 또한 뇌의 가장 앞부분이자 충동 억제, 단기 기억과 관련 있는 전전두엽은 발달이 5년 이상 늦은 것으로 나타났습니다.

한편 ADHD를 가진 어른들의 뇌를 스캔했더니 뇌의 특정 부분, 특히 좌측 앞쪽 전두엽의 에너지 신진대사가 활발하지 않았는데, 도파민 분비를 촉진시키는 약물을 투여한 뒤 뇌를 스캔한 결과 뇌가 정상적으로 기능하는 것이 확인되었습니다.

아이의 행동에 피드백을 주어라

ADHD는 비교적
치료하기 쉽다 ADHD 청소년을 자녀로 둔 부모는 아이
의 뇌기능에 문제가 있다는 생각으로 아
이를 대해야 합니다. 자녀의 어떤 문제도 부모 탓으로 돌려서는 안
되며, 아이도 본인의 문제 때문에 힘겹다는 것을 인정해야 합니다.

ADHD는 대부분 6세 전후로 시작되며, 유치원에 다닐 때쯤이나
초등학교 1학년 정도에 문제가 드러납니다. 만약 이때 치료 시기를
놓치면 그대로 자라 청소년이 되었을 때 더 큰 문제가 발생할 수
있습니다. 청소년기에 ADHD를 치료하지 않으면 비행을 일삼거나
학교를 중도에 그만둘 가능성도 높아집니다. 정서 불안과 의욕 부
족뿐만 아니라 학습 장애, 임신, 약물 남용 같은 반사회적 행동을
보이기도 합니다. 따라서 어린 자녀가 ADHD 증상을 보인다면 최
대한 빨리 진단을 받게 하는 것이 효과적입니다.

다행히도 ADHD는 치료가 비교적 쉬운 질병으로 초기 진단을
통해 적절히 치료만 한다면 ADHD를 가지고 있다고 해도 큰 문제
없이 생활할 수 있습니다. 적극적으로 치료하고 행동 및 습관 교정
에 노력을 기울인다면, 그 증상이 완전히 사라지지는 않는다고 해
도 원만한 대인 관계와 사회생활, 생산적인 활동들을 어렵지 않게
해낼 수 있습니다. ADHD 청소년은 운동 기능에도 많은 차이를 보
이는데 ADHD 치료를 받은 뒤 훌륭한 운동선수로 성공한 사례는

수없이 많습니다.

어린 시절에 ADHD를 진단받은 후 약물치료를 받은 사람과 받지 않은 사람을 두 그룹으로 나누어 그들이 어떻게 살아왔는지를 50년이 지난 후 비교 분석한 연구가 있습니다. 그 결과를 보니 놀랍게도 약물치료를 받은 그룹이 그렇지 않은 그룹보다 훨씬 더 안정적이고 생산적인 일생을 보낸 것으로 나타났습니다. 다만 ADHD 유경험자들은 장시간 집중하거나 가만히 앉아서 하는 직업보다 계속 움직여야 하는 직업을 택하는 것이 더 바람직하다고 나타났으며, 단시간에 결과를 얻을 수 있는 활동적인 직업이 더 적성에 맞았습니다.

ADHD 치료를 위해 부모가 기억해야 할 가장 중요한 원칙은 '빠른 피드백'입니다. 부모는 자녀가 하는 행동에 대해 긍정적이든 부정적이든 그때그때 피드백을 해주어야 합니다. 자신의 행동을 객관적인 눈으로 바라볼 기회를 주는 것입니다. 또한 아이가 지켜야 할 행동 수칙에 대해 말할 때는 일관성을 유지하는 것이 중요합니다. 부모의 반응이 예측 가능해야 아이도 일관되게 규칙을 지킬 수 있기 때문입니다.

약물치료에 대한 편견 넘어서기 사춘기 ADHD를 가진 아이들은 또래와의 관계에서 많은 문제를 보이기 때문에 사회생활을 잘해내기 위한 사회 기술 훈련Social Skills Training이 절실히 필요합니다. 사회 기술 훈련은 사회적 행동에는 반드시 결과가 따른다는 것을 배우는 훈련으로, 행동을 자제하는 법을 배우기 위해서는 인지행동치료가 필요합니다. 인지행동치료란 행동하기 전에 우선 멈춰 서서 '보고 듣고 생각하는' 훈련을 하는 것입니다. 하지만 행동 치료나 사회 기술 훈련 치료를 할 때도 약물치료를 병행해야 더 효과적입니다.

때때로 약물치료를 전혀 받지 않은 채로 수년간 심리치료, 상담치료만 받다가 아무런 효과도 거두지 못하고 다시 병원을 찾는 아이들도 있습니다. 이는 ADHD 발병 원인에 대한 이해가 부족하고, 일반적인 약물치료에 관한 편견이 있어 오랜 시간 병을 키워온 경우라고 볼 수 있습니다.

ADHD 치료 과정에서 가장 중요한 부분은 약물치료입니다. 메틸페니데이트는 ADHD 아동에게 놀라운 효과를 보여주는 약물치료제입니다. 이 치료제는 90년 이상 ADHD 치료에 사용되었습니다. 아침에 커피를 마시면 집중이 더 잘되는 것처럼 메틸페니데이트는 뇌와 신경계를 자극해 더 많은 도파민과 노르에피네프린이 분비되도록 합니다.

약물치료를 꾸준히 하면 주의력이 높아져 문제 행동을 줄일 수 있습니다. 또한 약물치료를 하면 그렇지 않은 경우보다 실수가 줄고, 학교나 사회에서 충동을 자제할 수 있는 능력과 주의력이 생깁니다. 부모나 교사로부터 비난받는 일이 적어지고 칭찬받을 일은 많아지기 때문에 또래 친구들과의 관계도 한결 나아집니다. 나아가 성적이 눈에 띄게 향상되어 자존감도 높일 수 있습니다.

메틸페니데이트의 권장량은 사람에 따라 조금씩 다른데 대부분 20~40mg을 복용하지만, 10mg 정도에도 효과가 나타나는 아이가 있는 반면 60mg 이상이 필요한 아이도 있습니다. 가장 적은 양에서 시작해 필요에 따라 양을 늘려가는 것이 일반적입니다. 약효는 보통 4시간가량 지속되는데, 최근에는 8~12시간까지 지속되는 콘서타, 메타데이트CD 등이 ADHD 치료제로 사용되고 있습니다.

ADHD를 가진 청소년은 보통 최소 6개월에서 1년 동안 약물치료를 받게 됩니다. 메틸페니데이트는 효과가 좋은 동시에 부작용이 적은 약으로, 경우에 따라서 식욕이 줄거나 수면 장애, 두통을 동반한 짜증, 손톱을 물어뜯는 행동 등의 부작용을 일으킬 수 있습니다. 하지만 이런 부작용은 대부분 시간이 지나면서 저절로 사라집니다. 그러나 간혹 틱 장애 가족력이 있는 아이가 이 약물을 복용할 경우 틱 증상이 유발되기도 하므로 이런 경우에 메틸페니데이트가 아닌 다른 약물로 치료받아야 합니다.

메틸페니데이트를 비롯한 ADHD 치료제들은 놀라운 효과가 있지만 약물치료만으로 ADHD의 모든 문제를 해결하지는 못합니다. ADHD를 가진 청소년들의 가장 심각한 문제는 학습 부진에 있으므로 ADHD 치료와 더불어 학습 습관을 고치는 노력이 필요합니다. 이와 더불어 중요하게 고려해야 할 사항은 낮은 자존감입니다.

ADHD 청소년들은 학교나 가정에서 수년에 걸쳐 야단을 맞으며 자라기 때문에 자존감이 심하게 떨어지기 마련이고 계속 실패만을 반복한 탓에 피해 의식에 사로잡혀 있는 경우도 많습니다. 따라서 자존감을 높일 수 있는 여러 활동을 권장해야 합니다.

게임에는 집중을 잘하는데 공부에는 집중을 못해요

사춘기 ADHD

		전혀 없음	약간 있음	상당히 있음	아주 심함
1	차분하게 있지 못하고 지나치게 활동적이다.	0	1	2	3
2	쉽게 흥분하고 정상 생활을 하는 데 지장이 있다.	0	1	2	3
3	다른 아이들에게 방해가 된다.	0	1	2	3
4	한번 시작한 일을 끝내지 못하고 주의·집중 시간이 짧다.	0	1	2	3
5	늘 안절부절못한다.	0	1	2	3
6	주의력이 부족하거나 쉽게 분산된다.	0	1	2	3
7	요구하는 것이 있으면 금방 들어주어야 한다. 그렇지 않으면 쉽게 좌절한다.	0	1	2	3
8	자주, 쉽게 울어버린다.	0	1	2	3
9	기분이 순식간에 변한다.	0	1	2	3
10	갑자기 화를 내거나 감정이 격해지고 행동을 예측하기 어렵다.	0	1	2	3

아이가 위와 같은 증상을 보이는지 부모님이 체크해본다. 총점의 합이 15점 이상이면 ADHD일 가능성이 높으므로 전문가의 도움이 필요하다.

사춘기 ADHD와 자기 극복 트레이닝

ADHD를 가진 청소년의 부모는 남다른 노력이 필요합니다. 아이의 학습을 개별적으로 도와주면서 동시에 아이가 바르게 성장할 수 있도록 많은 시간과 에너지를 쏟아야 합니다.

1. 주의·집중하는 시간을 조금씩 늘려라

주의·집중 시간을 매우 작은 단위에서 큰 단위로 차차 늘릴 수 있도록 돕습니다. 예를 들어 20분에서 30분, 35분, 40분 등으로 조금씩 늘리고 이를 부모가 체크한 뒤 아이가 스스로 확인하게끔 합니다.

2. 스스로 문제를 해결하는 방법을 말로 익히게 하라

아이에게 다섯 가지의 문제 해결 과정을 알려주되, 문제 해결 과정에서 이루어지는 모든 생각과 행동을 그때그때 스스로 결정하고 구체적인 말로 표현하도록 돕습니다. 아이가 스스로 지시를 내리는 방법을 다른 말로 '언어적 자기 지시 훈련법'이라고 하는데, 이를 통해 아이가 스스로에 대한 통제력을 키울 수 있습니다. 구체적인 방법은 다음과 같습니다.

- 문제가 무엇인지 파악한다.
- 문제를 해결할 수 있는 다양한 방법을 생각한다.
- 주의·집중해 생각한 방법 중 하나를 선택한다.
- 선택한 답을 실천해본다.
- 직접 칭찬한다.

다섯 가지 과정 모두를 자녀에게 소리 내어 말하게 하는데, 이 과정에 익숙해지면 생각하는 것만으로도 스스로에 대한 통제가 가능해집니다.

3. 일단 멈춰봐, 그리고 생각해

아이가 어떤 행동을 하기 전에 잠시 멈추고 한 번 더 생각하게끔 돕는 것입니

게임에는 집중을 잘하는데 공부에는 집중을 못해요

다. 문제가 일어난 상황에서 아이가 모든 행동을 멈추고 마음을 가라앉힌 뒤 문제가 무엇인지, 또 어떻게 행동해야 하는지 생각할 수 있도록 단서를 제시하거나 격려합니다. 이러한 전략은 자녀의 충동적인 행동을 막는 데 매우 효과적입니다.

4. 효과적인 시험 전략을 가르쳐라

규칙적으로 자료 검토하기, 질문 두 번씩 읽기, 문제 다시 검토하기를 생활화해 공부하거나 시험 볼 때 생길 수 있는 실수를 막도록 돕습니다.

5. 한 번에 한 가지씩 지시를 내려라

아이에게 지시를 내리는 경우 자녀가 그 지시에 대해 관심을 두고 있는지 살펴볼 필요가 있습니다. 또한 지시를 내릴 때에 한꺼번에 여러 개를 이야기하지 말고, 한 번에 한 가지씩만 요구하는 것이 효과적이며 한번 내린 지시를 여러 번 반복함으로써 자녀가 지시를 들었는지, 정확하게 이해했는지 확인해야 합니다.

6. 긍정적인 자기 진술을 자주 하게 하라

ADHD 때문에 어릴 때부터 바닥으로 곤두박질친 자존감을 조금씩 키워나갈 수 있도록 자기 장점을 여러 번 반복해서 말하게끔 합니다.

7. 일정을 체계적으로 관리하도록 하라

달력, 도표, 메모 등을 이용해 자녀가 스케줄을 스스로 관리하게끔 도우면, 아이의 충동적인 행동을 막고 산만한 성향을 점차 줄일 수 있습니다.

사춘기 ADHD Q & A

Q. 아이가 또래 친구들에 비해 지나치게 활동적인데, 혹시 ADHD가 아닐까요?

A. ADHD란 명백한 증상을 보이는 장애입니다. 지나치게 활동적일 뿐 아니라 집중력이 현저히 떨어지고 충동적인 행동을 보일 경우에만 ADHD라고 진단 내리지요. 따라서 활동적인 성향만으로 질병을 단정하기는 힘들어요. 하지만 사춘기 이전의 어린 시절에 ADHD를 방치한 경우, 사춘기에도 증상이 이어지거나 더 심해질 수 있기 때문에 작은 신호도 무시하지 말고 주의 깊게 관찰하는 것이 좋습니다.

Q. 자가 진단을 해보니 우리 아이뿐 아니라 저도 ADHD가 아닐까 의심이 들어요. 성인 중에도 ADHD를 가진 사람이 있나요?

A. 최근 성인 ADHD에 관한 연구가 많이 진행되고 있고, 다수의 성인 ADHD 환자들이 치료를 원하고 있습니다. 아동기에 ADHD를 진단받고 치료할 경우에 대개 청소년기 후반에는 회복되지요. 하지만 성인이 되어서도 지속되는 경우가 있어요. 성인 ADHD는 정신없이 함부로 말하거나 타인과 문제를 잘 일으키고, 약속 시간에 늦거나 혹은 약속을 지키지 않으며, 교통사고를 잘 내고, 참을성이 없고 안절부절못하는 등의 증상을 보입니다.

Q. 아이가 ADHD 진단을 받았습니다. 의사 선생님은 약물치료를 권하지만 자라는 청소년기에 약을 먹이는 게 무서워요. ADHD 치료제는 어떤 작용을 하나요?

A. 치료제는 집중력을 관장하고 있는 뇌 센터에 직접적인 영향을 주지요. 하

지만 약 먹이는 것을 두려워하지 마세요. 감기에 걸리면 감기약을 먹고, 비타민이 부족하면 비타민제를 먹는 것과 마찬가지라고 생각하시면 됩니다. 약물치료를 받으면 학교생활이 원활해질 뿐 아니라 친구, 가족과의 관계도 훨씬 좋아질 수 있습니다.

Q. 사춘기 ADHD 치료 중 행동 치료는 구체적으로 어떤 것인가요?

A. 행동 치료는 ADHD 청소년이 더욱 적절한 행동을 선택할 수 있도록 행동양식을 가르쳐주는 훈련입니다. 행동 치료를 하는 방법에는 크게 두 가지가 있어요. 첫 번째는 환경을 조절하는 방법이에요. 학교에서 앞자리에 앉게 하고, 매사에 지시를 분명히 하며, 학습 시간을 짧게 조정하는 것이지요. 두 번째는 아이의 행동에 대해 그때그때 상 또는 벌을 주는 방법입니다. 약속을 지키면 보상을 하고, 그렇지 않으면 간단한 벌을 줍니다.

Q. 적절한 시기에 치료를 하지 않으면 어른이 되어서 어떻게 되나요?

A. ADHD를 치료하지 않고 그대로 두면 비행을 일으키거나 학교를 중퇴할 확률이 높아집니다. 공부 문제뿐만 아니라 임신, 약물 남용과 같은 반사회적인 행동을 보일 수 있습니다. 정서적으로 불안해하고 의욕이 떨어질 수도 있죠. 어른이 되어서도 항상 정신이 없고 말을 함부로 하며, 약속 시간에 늦고 직장을 자주 옮겨 다니게 됩니다.

Q. 아이가 인터넷 게임을 무척 좋아합니다. 하루에 몇 시간을 하게 해야 할까요?

A. ADHD 진단을 받은 아이들은 게임 중독에 빠질 위험이 높습니다. 초등학생 시절부터 게임 시간을 조절하지 않으면 사춘기 때 이를 조절하기가 더

욱 어려워집니다. 초등학교 때부터 게임하는 시간을 부모와 함께 의논해
서 정하고 매일 지키도록 해야 합니다. 하루에 30분이나 이틀에 1시간, 주
중에는 하지 않고 주말에 2시간 정도 하는 것이 적당합니다.

Q. 우리 아이가 게임 중독 증상을 보인다면 어떻게 도와주어야 하나요?

A. 자녀의 컴퓨터 인터넷 사용에 있어서 가장 필요한 것은 부모의 지도입니
다. 어릴 때부터 TV 시청 시간과 인터넷 사용 시간을 정해놓고 그것을 지
키도록 약속해야 합니다. 중독이라는 것은 처음에는 아주 사소한 버릇에
서 시작하지만 이를 방치하면 중독에 빠지게 됩니다. 식사 시간에는 TV를
끄게 하거나, 학교에 다녀오면 숙제를 먼저 한 후 컴퓨터를 켜는 등의 사
소한 습관을 잘 지키도록 이끌어야 합니다.

게임에는 집중을 잘하는데 공부에는 집중을 못해요

책상에는 매일 앉아 있는데
성적이 자꾸만 떨어져요

학습 능력이 떨어지면 학습 장애를 의심하라

대부분의 부모들은 자녀의 학습 부진을 걱정합니다. 부모들은 대개 자녀의 성적이 낮은 이유를 '공부에 흥미가 없어서' 또는 '노력을 하지 않아서', '게임에 빠져서'라고 여깁니다. 그러나 학습 장애가 생기는 이유는 그렇게 단순하지 않습니다. 부모들이 생각하는 것보다 더 복잡하고 섬세한 이유가 있기 때문입니다.

미국학습장애위원회에서는 학습 장애를 '정상 또는 평균 이상의 지능을 가지고 있으면서도 정보를 받아들이고 출력하는 것을 정상적으로 하지 못하고, 정보를 뒤범벅으로 만드는 현상'이라고 정의합니다. 아이에게 학습 장애가 있는 경우 뇌로 들어간 정보가 뇌에서 나온 정보와 마구 뒤엉켜 기억이 정상적으로 작동하지 않는다는 이야기입니다. 다시 말해 학습 장애는 단순한 학습 부진과는 조금 다르며, 뇌기능에 이상이 생겨 뇌가 제대로 작동하지 않아 발생합니다.

일반적으로 아이가 공부를 못하는 이유는 지능이 낮기 때문이라고 봅니다. 예를 들어 지능지수(IQ)가 70~80 정도의 경계선 수준이면 지적 장애가 아님에도 학습 부진으로 큰 어려움을 겪을 수 있습니다. 다시 말해 지능이 낮은 학생은 주의력이 떨어지고 어떤 과제를 이해하는 데에도 더 많은 시간이 걸릴 수밖에 없습니다. 하지만 학습 장애를 가진 학생들 가운데 지능지수가 120~130 정도인 이른바 '머리가 좋은' 아이들도 여럿 있습니다. 보통 이상의 지능을 가지고도 읽기 장애 등 학습 장애를 겪을 수 있습니다.

학습 장애

책상에 매일 꼬박꼬박 앉아 있기는 하는데 성적은 자꾸 떨어져요. 학원을 보내도 사정은 비슷하고. 직접 공부시켜보면 학교에서 배우는 가장 기본적인 내용도 제대로 익히지 못하는 것 같아요. 우리 아이만 왜 그럴까요? 머리에 무슨 문제라도 있는 건가요? 정말 이해할 수 없어요.

학습 장애를 가진 아이의 부모들은 대개 이렇게 말합니다. 앞서 언급한 것처럼 학습 장애는 중간 또는 중간 이상의 지능을 가지고도 또래에 비해 학교 성적이 현저히 낮은 경우를 말합니다. 행동이나 말하는 것을 보면 머리가 좋을 것 같은데 공부는 유난히 못하는 경우가 그렇습니다.

학습 장애는 복잡한 양상으로 나타나기도 합니다. 국어는 잘하는데 수학만 유난히 못하는 수학 장애, 수학은 잘하는데 한글을 읽을 때 ㄱ과 ㄴ을 거꾸로 읽거나 '박'을 '발'로 혼동해 읽고 이해하는 읽기 장애(난독증), 다른 공부는 잘하는데 맞춤법이 엉망인 '쓰기 장애' 등이 있습니다. 따라서 의사들은 또래 친구들과 같은 방법이나 같은 속도로 학습하지 못하고, 어떤 과목을 또래보다 2년 정도 늦게 이해하는 경우 학습 장애가 있는 것으로 진단합니다.

학습 장애라는 말은 학습 부진으로 어려움을 겪는 학생의 부모들이 가장 먼저 사용하기 시작했습니다. 1963년 미국에서는 학습 장애를 가진 아이들의 부모와 교육자들을 중심으로 학습장애협회라는 비영리 단체가 조직되었습니다. 당시 공립학교는 학습 장애가 심한 아이들의 입학조차 허락하지 않았고, 사립학교는 학비가 턱없이 비싼 탓에 형편이 어려운 가정에서는 아이에게 기본적인 교육의 기회도 줄 수 없었습니다. 심지어 일부에서는 학습 장애 학생을 지적장애아로 간주하기도 했습니다. 그러나 학습 장애라는 용어가 사회적으로 널리 퍼지면서, 지능이 평균 이상인데도 유독 특정 과목만 이해하지 못하는 학생이 있다는 사실이 알려지게 되었습니다.

미국에서는 전체 학생의 8%가 정상 지능을 가지고 있는데도 글을 읽지 못하는 읽기 학습 장애를 가지고 있습니다. 한 조사 결과를 보면, 우리나라 전체 중학생의 1.3%, 고등학생의 0.6%가 읽고 쓰기를 못한다고 합니다. 적어도 중학생 100명 중 한두 명은 학습에서 가장 기초가 되는 읽고 쓰기를 제대로 하지 못하는 학습 장애를 가지고 있는 것입니다.

학습 장애가 생기는 이유

그렇다면 학습 장애는 왜 생길까요? '게임에는 집중을 잘하는데 공부에는 집중을 못해요'에서 설명한 것처럼 학습 장애가 있는 아이의 30~60%는 ADHD를 함께 가지고 있는 것으로 추정되었고, ADHD 청소년의 19~20%는 한 가지 이상의 학습 장애를 함께 가질 가능성이 높은 것으로 나타났습니다.

집중력이 부족하면 상황에 따라 선택적으로 주의를 집중하는 것이 어렵기 마련입니다. 그렇게 되면 읽기와 듣기를 제대로 할 수 없고, 결국 복잡한 어휘나 문법을 제대로 배울 수 없게 됩니다. 따라서 ADHD를 조기 발견해 치료하는 것이 학습 장애 치료에도 아주 중요합니다.

정서가 불안하거나 스트레스를 많이 받아도 학습 능력이 떨어질 수 있습니다. 사소한 일에도 예민하게 반응하거나 매사에 짜증을 내는 아이가 집중하는 능력이 떨어져서 성적이 부진해지는 경우가 그렇습니다. 입시 준비에 따른 과도한 스트레스가 시험 불안증으로 이어져 능력 발휘를 못하는 것도 성적이 떨어지는 이유 중 하나입니다. 지나치게 긴장한 탓에 뇌에서 스트레스 호르몬인 코르티솔이 많이 분비되어 뇌신경 연결이 잠시 끊기는 상황이 벌어지기 때문입니다.

흔히 고3병이라 부르는 시험 불안증은 주로 큰 시험을 앞두고 생깁니다. "시험지를 앞에 두면 갑자기 머릿속이 하얘져요"라거나 "머리가 멍해지면서 글자가 눈에 하나도 들어오지 않아요", "가슴이 쿵쾅거리고 소변이 마려워 화장실에 자꾸 가게 돼요"라는 말은 시험 불안증을 보이는 학생들에게 가장 많이 듣는 이야기입니다. 이런 경우 시험에서 실력 발휘를 하지 못할 수 있으므로 간단히 넘길 것이 아니라 시험 불안증 치료를 고민해봐야 합니다.

마지막으로 인터넷 중독 또한 학습 부진의 또 다른 이유가 될 수 있습니다. 마음이 복잡하거나 허전하면 자기도 모르게 인터넷에 접속해 시간을 허비하게 되는데, 이는 자연스레 학습 부진으로 이어질 수밖에 없습니다. 일부 뇌과학자들은 아이들이 게임할 때 생기는 놀라운 집중력을 공부에 활용할 수 없을까 고민하던 중 게이

머의 뇌파에 대한 연구를 시도했습니다. 그 결과 학습에 집중할 때는 알파파가 높고 베타파는 낮은 반면, 게임을 할 때는 세타파가 높게 나타난다는 사실이 밝혀졌습니다. 세타파는 잠자거나 황홀감을 느낄 때 생기는 무아지경의 뇌파로 학습 시 요구되는 각성 뇌파, 즉 알파파와는 완전히 다릅니다. 이 연구 결과는 게임에서의 집중력과 학습에서의 집중력은 전혀 다른 것임을 말해줍니다.

학습 장애 청소년은 좌뇌와 우뇌의 편차가 심하다

최근의 뇌 연구는 신경세포의 복잡한 상호작용이 학습 과정을 구성한다는 사실을 일부 알아냈을 뿐, 학습 장애라는 말이 등장한 이래로 수십 년이 흐른 지금까지 학습 장애를 일으키는 정확한 이유를 밝히지 못했습니다. 현재로서는 학습 장애의 원인을 아이의 뇌기능 이상과 유전적 특징에서 찾고 있습니다. 일부에서는 MRI를 통해 신경계 파열 현상을 연구하기도 합니다.

과거 학자들은 읽기 장애가 생기는 이유를 시력이 나빠서라고 여겼습니다. 글자가 정확하게 보이지 않아 거꾸로 읽게 된다고 생각했던 것입니다. 하지만 읽기 장애는 글자를 음성이나 음소로 전환하는 일을 하는 뇌 연결 구조에 이상이 생겨 발생합니다.

계산이나 수학적 추론 능력을 배우는 데 어려움을 겪는 수학 장애는 다른 학습에 장애가 없는 학생에게도 나타나지만 읽기와 쓰기 장애가 있는 학생에게 동시에 나타나기도 합니다. 한편 수학 장애를 가진 학생들 중 일부는 물체를 직접 만져보지 않으면 수를 셀 수 없는 시각 운동 장애를 가지고 있거나 삼각형을 서로 다른 세 개의 선들로만 인지하는 시각 인지 장애를 보이기도 합니다.

학습 장애에서 고려해야 할 또 하나의 중요한 사항은 지능입니다. 지능이란 합리적으로 사고하고 행동하며 능률적으로 상황을 처리하는 개인의 능력을 뜻합니다. 지능검사를 통해 좌뇌와 우뇌의 발달을 파악할 수 있는데, 좌뇌에는 언어중추가 자리하고 있으며 언어나 숫자, 분석, 논리를 관장해 학습과 깊은 관련이 있습니다. 우뇌는 이미지 뇌라고도 하며 직관, 감성, 창의, 즐거움을 관장합니다. 학습 장애를 가진 아이들의 상당수가 좌뇌와 우뇌의 편차가 심한 것으로 알려져 있습니다. 좌뇌와 우뇌가 골고루 발달하지 못하고 어느 한쪽만 뒤떨어지는 것도 학습 장애의 원인이 됩니다.

문제의 원인을 파악하라

학습 장애는 반드시 극복할 수 있다 학습 장애를 이겨낸 사람들은 많습니다. 50대 소설가 A씨는 어린 시절 다른 사람들은 도저히 읽을 수 없을 만큼 글을 엉망진창으로 썼다고 합니다.

학년이 올라가면서는 학습량을 따라가지 못해 바보로 취급되었고, 열다섯이 되던 해에 정신의학과에서 난독증 진단을 받았습니다. 하지만 그는 결코 좌절하지 않았으며 가장 어려운 일인 글쓰기를 해내기 위해 광적으로 노력했습니다. 무엇보다 문법을 익히기가 어려웠기 때문에 문법광이 될 정도로 열심히 공부했습니다. 그 결과 그는 20대 이후부터 지금까지 공상 과학 분야의 소설가로 활동하고 있습니다. 과학적인 상상력도 있겠지만 글을 제대로 쓰겠다는 피나는 노력이 그를 소설가로 만든 것입니다.

세계적인 작가인 마르셀 프루스트Marcel Proust, 윌리엄 예이츠 William Yeats, 버지니아 울프Virginia Woolf도 난독증 환자로 알려져 있습니다. 그들은 난독증을 가진 사람도 훌륭하고 완성도 있는 글을 쓸 수 있다는 사실을 증명했고, 장애를 이기기 위한 자기만의 비법을 개발해 난독증을 극복하고 불후의 작가가 되어 세계 문학사에 이름을 남겼습니다.

학습 장애를 극복하기 위한 10가지 방법 미국학습장애협회가 권장하는 '학습 장애를 극복하기 위한 몇 가지 방법'을 소개하면 다음과 같습니다.

· 전문가와 상담해 적절한 도움을 받도록 한다. 학습 장애 치료사나 특수교육 전공 교사에게 개별적인 도움을 받는다.

- 자신에게 가장 도움이 되는 방법을 찾는다. 컴퓨터나 계산기 등 도움이 될 만한 여러 도구를 주변에서 찾아본다.
- 학습 장애를 혼자만의 비밀로 숨기지 말고 주변 사람들에게 알리고 이해시키도록 한다.
- 시험이나 숙제를 포기하지 않는다. 학습 장애가 있어도 끝까지 공부하고 익힐 수 있다는 사실을 명심한다.
- 누구나 제대로 교육받을 권리가 있다. 잘 모르는 것이 있으면 주변에 당당히 묻고 답을 알아내기 위해 노력한다.
- 진정으로 하고 싶은 일을 찾아본다. 무언가에 몰두해 열심히 하면 걱정도 줄고, 새로운 기술을 익히게 되어 학습 장애를 극복할 수 있다는 것을 명심한다.
- 자신만의 독특한 강점을 찾아내 갈고닦는다.
- 끝까지 노력하고 절대 포기하지 않는다.
- 학습 장애에 대해 더 많은 것을 배우고 주위 사람들에게 적극적으로 알린다.
- 자신을 믿고, 이겨낼 수 있다고 믿으면 어떤 것도 앞을 가로막지 못한다는 사실을 명심한다.

예술 활동을 통해 학습 기능을 발달시킬 수 있다 학습 장애를 가진 아이의 부모들은 "우리 아이에게 장애가 있다기보다는 다른 아이와 학습 속도에 차이가 있을 뿐이라고 생각해요. 선천적으로 조금 다르게 태어난 것이지요. 그 차이만 충분히 배려받을 수 있다면 청소년기 동안 누구보다 잘 배우고 따라갈 수 있습니다"라고 말합니다. 학습 장애가 질병이나 장애라기보다는 단지 학습하는 시간과 방식의 차이라는 말입니다. 그래서 우리는 아이들을 배려하고 존중하는 의미로 '학습 차이'라는 말을 쓰기도 합니다. 이들 부모가 품고 있는 희망은 결코 어리석은 것이 아닙니다. 실제로 영국의 정치가 윈스턴 처칠과 노벨 물리학상을 수상한 알베르트 아인슈타인, 영화배우 우피 골드버그는 학습 장애를 이겨내고 자기 분야에서 눈부신 성공을 거둔 사람들입니다.

학습 장애 극복에서 가장 중요한 부분은 다른 장애와 마찬가지로 빠른 발견과 치료에 있습니다. 부모는 자녀의 학습 발달 속도가 다른 아이들보다 느리면 학습 장애를 의심해봐야 합니다. 일단 학습 장애로 진단 내려지면 장애 정도에 따라 개인별 학습 치료가 필요합니다. 학습 장애가 심한 경우에는 일반적인 학교생활이 불가능하기 때문에 특수 학습 치료사와 함께 개별 교육을 받아야 합니다. 미국의 경우에는 학습 장애를 가진 아이가 무상교육을 받을 수 있도록 연방법에 의해 규정되어 있습니다. 하지만 우리나라는 학습 장애에 대한 인식이 아직 부족합니다. 부모의 경제력이 따라주지 않으면 개별적인 특수 학습 치료는 불가능합니다. 게다가 학습 장애를 가진 상당수의 아이들이 지적장애아로 잘못 간주되어 아무런 치료도 받지 못하고 방치되는 것이 현실입니다.

학습 장애를 가진 청소년들은 다른 친구들에 비해 예체능 방면에 재능을 보이는 경우가 많습니다. 따라서 학습 장애를 가진 아이들은 예술 활동을 통해 학습 기능을 발달시킬 수 있습니다. 근육운동 기능을 발달시키기 위해 무용이나 악기를 배우고, 시각 훈련을 위한 작업 치료에 참가하는 것은 좋은 치료법이 될 수 있습니다. 최근 이 분야의 치료 전문가들은 학습 장애 극복을 위해 '모래 위에 글자 쓰기'부터 녹음기나 컴퓨터 등의 '특수 장비를 이용하는 방법'까지 다양한 기법을 개발하고 있습니다.

학습 장애 증상

1	장소나 위치를 혼동한다.
2	숫자를 셀 때 손가락을 이용한다.
3	좌우 개념을 자주 혼동한다.
4	스스로 먼저 얘기하는 것이 어렵다.
5	무관심하고 무엇인가를 직접 해보려고 하지 않는다.
6	글자나 숫자를 아무리 배워도 익힐 수 없다.
7	공상을 하거나 생각에 빠져 멍해 보일 때가 있다.
8	교과서를 읽고 그 뜻을 잘 이해하지 못한다.
9	같은 질문을 반복할 때가 많다.
10	손으로 하는 일이 어색하고 서툴 때가 많다.
11	특정 글자나 숫자를 쓸 때 자주 거꾸로 쓴다.
12	글자나 숫자를 처음 배울 때 자주 거꾸로 쓴다.
13	받아쓰기를 제대로 하지 못한다.
14	빨리 마칠 수 있는 공부나 과제를 시간을 끌고 하는 편이다.
15	책을 읽을 때 글자를 빼놓거나 바꾸어 읽는다.
16	자기 생각을 글로 잘 옮기지 못한다.
17	맞춤법을 자주 틀린다.

아이가 위와 같은 증상을 보이는지 부모님이 체크해본다. 17개 항목 중 10개 이상에 체크했다면 학습 장애일 가능성이 높으므로 전문가의 도움이 필요하다.

학습 장애와 자기 극복 트레이닝

학습 장애를 가진 청소년의 부모는 무엇보다 먼저 아이가 어떤 문제를 가지고 있는지 정확하게 알아야 합니다. 학습 장애를 극복하기 위해 부모와 자녀가 집에서 함께 할 수 있는 치료법을 알아보도록 합니다.

1. 읽기 장애를 가지고 있다면

- 글의 주제를 나타내는 핵심 단어 찾아보기
- 자기 경험과 이미 알고 있는 지식을 글과 연관 지어 생각해보기
- 글의 내용을 그림이나 만화로 표현하기
- 제시된 삽화와 글의 내용 연관 지어보기
- 글의 내용을 자신의 말로 소화해 다른 사람에게 이야기하기
- 질문 만들어보기
- 상관없는 단어들 사이에서 공통점과 차이점 찾아내고 비교·분류하기
- 컴퓨터를 사용해 문법 검사하는 방법 알려주기: 맞춤법을 익히는 데 어려움이 있는 경우 컴퓨터를 사용해 공부하면 맞춤법이 맞는지 확인할 수 있고 어느 정도의 작문이 가능해집니다.

2. 수학 장애를 가지고 있다면

- 계산기 사용법 가르쳐주기: 학습 장애를 가진 청소년들은 문제를 해결할 수 있는 능력이 있어도 계산 과정에서 실수하는 경우가 많으므로 계산기를 사용해 공부하는 것이 더욱 효과적입니다. 계산기를 사용하면 수학적 사고가 향상되고 수학 과목에 관해서도 긍정적으로 생각하게 됩니다.
- 도형 및 공간 감각 익히기: 퍼즐이나 블록, 간단한 도형 전개도를 만들고, 반대로 전개도를 보고 도형을 예상해봅니다.

3. 시각과 운동 기능을 높이는 예술 활동 늘리기

- 줄넘기와 배드민턴 등 가벼운 운동하기
- 리듬 악보를 보고 음의 길이를 익히기
- 난타, 드럼, 장구 등 타악기 연주하기
- 실로폰, 피아노로 간단한 동요 연주하기

4. 학습 전략 세우기

학습 장애를 가진 청소년은 어떻게 학습하고 어떻게 기억해야 하는지 그 방법을 모르는 경우가 대부분입니다. 따라서 각 과목별로 학습 계획 및 전략을 세우고 이를 스스로 지켜나갈 수 있도록 도와줍니다.

무엇이든 물어보세요

학습 장애 Q & A

Q. 우리 아이에게 학습 장애가 있다는 것을 어떻게 알 수 있나요?

A. 아이가 자랄 때 또래에 비해 발달이 늦거나 지능이 떨어진다고 생각하지 않았는데, 학교에 가서 글을 잘 읽을 수 없고, 글은 잘 읽는데 셈을 잘 못하거나, 다른 공부는 잘하는데 맞춤법이 엉망이라면 학습 장애를 의심해야 합니다.

Q. 학습 장애를 미리 진단받지 못하면 어떤 문제가 생기나요?

A. 초등학교 저학년 때는 학습 장애가 있다고 해도 쉽게 알아챌 수 없어요. 그러나 초등학교 4학년이 되면 학습 장애가 뚜렷이 나타납니다. 학년이

책상에는 매일 앉아 있는데 성적이 자꾸만 떨어져요

올라갈수록 학교에서 요구하는 학습 수준이 높아지기 때문이지요. 만약 학습 장애를 그대로 방치할 경우 학습 장애 청소년의 약 40% 정도가 학교를 그만두게 된답니다.

Q. 우리 아이는 똑똑하고 예체능 분야에 재능이 많은데 어떻게 학습 장애가 생겼을까요?

A. 지능이란 어느 한 가지를 이야기하는 것이 아닙니다. 사람은 여러 가지 다양한 분야에서 자기의 재능을 보입니다. 어떤 사람은 공간 지각력이 뛰어나고 어떤 사람은 손재주가 좋으며, 어떤 사람은 동물과 식물에 관심이 많고, 어떤 사람은 다른 사람의 감정을 잘 이해하지요. 단지 읽고 쓰는 데 어려움을 겪는다고 해서 다른 분야에 재능이 없는 것은 아닙니다.

Q. 학습 장애의 원인은 무엇인가요?

A. 아직 명확한 원인은 밝혀지지 않았어요. 현재까지의 뇌 연구에 따르면 학습 장애는 뇌 구조와 뇌기능의 이상으로 생기는 것이라고만 알려져 있지요. 최근 뇌 연구 기술이 발달하고 있고, 교통사고나 질병으로 뇌가 손상된 사람들을 연구해 학습 장애의 정확한 원인을 밝혀내고 있습니다.

Q. 집에서는 어떻게 도와주어야 하나요?

A. 일찍 발견하는 것이 가장 중요합니다. 부모는 자녀의 학습 발달 속도가 느리다고 생각되면 일단은 학습 장애를 의심해봐야 합니다. 개인의 수준에 맞춘 개별적인 학습 치료가 필요하고, 장애가 심할 경우 학교생활이 불가능하므로 특수 학습 치료사에게 개별 치료를 받아야 합니다.

PART 4

사춘기 아이의 뇌는 원래 위험하다

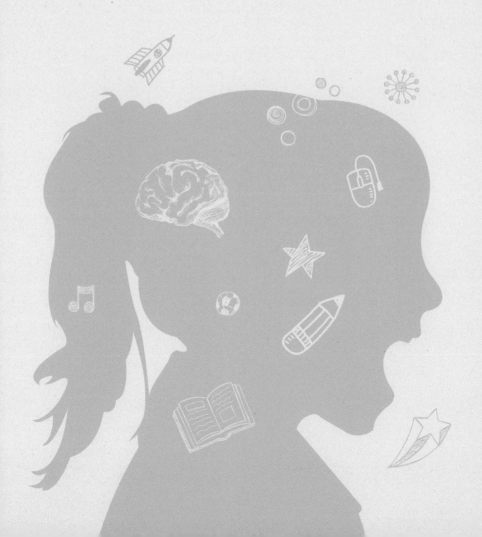

말대꾸가 심하고
너무 폭력적이에요

악동을 방치하면 비행 청소년이 된다

아주 어린 시절부터 끔찍한 놀이를 즐기는 어린아이들이 더러
있습니다. 잠자리나 새, 개구리같이 살아 있는 생물을 괴롭히거나
죽이는 아이도 있고, 동생과 친구를 때리거나 집에 불을 지르는 아
이들도 있습니다. 어떤 아이들은 강아지를 높은 곳에서 떨어뜨리
고 어린 동생을 계단 아래로 밀어버리기도 합니다. 공포 영화에나
나올 법한 일이라고 생각하겠지만 현실에도 흔히 있는 일입니다.
우리는 이런 아이들을 '악동'이라고 부릅니다.

악동이라는 말은 귀엽지만, 공격성을 치료하지 않은 상태에서 악
동이 그대로 청소년기에 이르면 심각한 문제 행동을 보이게 됩니
다. 남의 물건을 강제로 빼앗고, 동물 대신 사람을 괴롭히는 등 여

러 형태의 비행을 저지르며, 지역사회를 위협하는 행동을 서슴없이 합니다. 다시 말해 어린 시절부터 공격성을 보이는 아이들은 자라서 반사회적인 행동을 하는 비행 청소년이 될 가능성이 높습니다.

비행 청소년이 보이는 가장 심각한 문제 행동 중 하나가 청소년 범죄입니다. 과거 한 여고생 무리가 친구를 목 졸라 살해한 사건이 발생했습니다. 이유를 물었더니 죽은 친구가 빌린 돈을 갚지 않아서였다고 합니다. 이런 식의 청소년 범죄가 나날이 증가하고 있는데, 강도, 강간, 살인 등 강력 범죄가 크게 늘고 첫 범행을 저지르는 나이가 점차 어려지는 것이 최근 청소년 범죄의 경향이기도 합니다.

품행 장애

비행 청소년은 충동적이며 공격성이 강하다는 특징이 있습니다. 그래서 범죄 영화에나 나올 법한 나쁜 행동을 실제 상황에서 저지르기도 합니다. 비행 청소년의 반사회적 행동이 심해지면 정신 건강의학과에서는 '품행 장애'라는 진단을 내립니다.

모든 청소년들은 때때로 잘못된 행동을 저지릅니다. 그러나 품행 장애를 가진 청소년은 아주 심각한 방식으로 문제 행동을 여러 번 반복합니다. 자주 화를 내고 욕하며 남의 물건을 훔치거나 폭력적인 행동으로 다른 사람에게 피해를 줍니다. 타인의 권리를 침해하는 행동을 아무렇지 않게 하는 것입니다.

품행 장애는 크게 네 가지 증상을 동반합니다. 첫째는 사람과 동물에 대한 공격성, 둘째는 다른 사람의 물건 파손, 셋째는 크고 작은 사기와 절도, 넷째는 사회규범에 대한 심각한 위반입니다.

앞서 말했듯이 품행 장애 청소년은 아주 어린 시절부터 뚜렷한 공격 성향을 보입니다. 3세 이전부터 몹시 공격적으로 행동하며 형제나 친구들과 자주 다툼을 벌이기도 합니다. 성적인 접촉이 있는 놀이를 좋아하고 다른 아이들보다 일찍 성에 대해 관심을 보입니다. 유소년 시절에는 주로 동물 학대나 사람들에 대한 공격 등 비교적 가벼운 폭력을 행하지만 청소년기에 들어서면 절도, 강간, 상해와 같은 심각한 범죄 행동을 보이기도 합니다.

품행 장애는 크게 두 가지 유형으로 나뉘는데 12세 이전에 나타나는 조발성 품행 장애와 12세 이후에 나타나는 후발성 품행 장애가 있습니다. 품행 장애의 경우 발병 나이가 매우 중요합니다. 첫 증상을 언제 보이는지에 따라 치료 효과가 달라지기 때문입니다. 품행 장애는 일찍 발병할수록 예후가 나빠서, 12세를 기준으로 그 이전에 첫 범죄를 저지른 청소년이 사춘기 이후에 범죄를 시작한 아이와 비교했을 때 평생 범죄자가 될 가능성이 훨씬 높다는 사실이 보고된 바 있습니다.

품행 장애의 양상과 관련된 또 하나의 중요한 요소는 지능지수입니다. 품행 장애는 지능이 높고 낮음에 따라 매우 다른 모습으로 나타납니다. 지능지수가 높을수록 상상력이 풍부해 엉뚱하고 치밀한 반사회적 행동을 하기도 합니다. 나쁜 행동이나 범행 사실을 더 교묘하게 숨기기 때문에 발각되기 쉽지 않다는 문제도 있습니다. 하지만 지능지수가 높을수록 치료에 더 적극적으로 협조합니다.

대개 품행 장애 청소년들은 학습을 소홀히 하기 때문에 언어능력이 떨어지거나 학습 장애를 가진 경우가 많습니다. 외적으로는 무모하고 강하며 두려움이 없는 것처럼 보이지만, 내적으로는 자존감이 매우 낮고 참을성이 없고 쉽게 좌절하며 분노를 자주 드러내기도 합니다. 그래서 품행 장애를 가진 10대들이 더 불안해하고 사고도 많이 칩니다.

얼마 전 친구들과 함께 다른 친구의 옷을 벗기고 돌아가면서 괴롭힌 사건을 계기로 병원을 찾은 학생에게 왜 그런 행동을 했느냐고 물었더니 "그냥 그렇게 하면 재밌을 거라고 생각했어요"라는 대답이 돌아왔습니다. 이 대답은 품행 장애 학생들의 심리를 잘 보여줍니다. 품행 장애 청소년들은 양심의 가책을 거의 느끼지 않는 경우가 많고, 심지어 반사회적 행동을 즐기기까지 합니다. 자기 행동이 발각되면 처음에는 벌을 두려워하고 잠시 양심의 가책을 느끼는 것처럼 보입니다. 하지만 곧바로 태도를 바꾸어, 하고 싶은 것을 못하게 하는 부모와 사회 탓으로 책임을 돌리고 화를 쏟아냅니다.

품행 장애가 생기는 이유

한 청소년을 품행 장애로 진단하려면 어린 시절의 공격적인 행동에 대해서 물어보고 범죄 행위에 대한 가족력도 자세히 알아보아야 합니다. 품행 장애 청소년의 최소 50% 이상에게 ADHD가 있습니다. 따라서 ADHD와 불안증, 우울증 등 기타 심리적 문제를 함께 가지고 있는지 자세히 살펴야 합니다.

어떤 아이들은 확실히 품행 장애에 취약한 기질을 가지고 있는데, 아주 어린 시절부터 공격적이고 난폭하며 사람과 동물을 괴롭히는 것을 즐기는 경우가 많습니다. 선천적이고 기질적인 취약성이 있는 상태에서 주변 사람들의 무관심이나 가정 내 불화, 부모의 이혼 및 알코올의존증, 빈곤 문제 같은 환경적 위험 요소가 높아지면 아이에게 품행 장애가 생길 가능성이 훨씬 커집니다.

품행 장애에 대한 취약성이 유전된다는 것도 점차 사실로 밝혀지고 있습니다. 부모 중 한 명에게 반사회적 성격 장애나 알코올 문제가 있다면 아이에게 품행 장애가 발생할 가능성은 훨씬 높아집니다.

신경심리검사에 따르면 비행 청소년들은 감정과 충동 행동을 조절하는 뇌의 전두엽이 손상된 모습을 보였습니다. 그리고 비행 청소년의 경우 보통의 아이들에 비해 뇌신경전달물질인 세로토닌의 수준이 훨씬 낮게 나타났다는 연구 결과도 있습니다.

무슨 일이 생겨도 포기하지 마라

품행 장애는
조기 발견이 중요하다
품행 장애는 청소년과 관련된 문제 중 가장 치료하기 어려운 문제입니다. 나쁜 행동을 치료할 수 있는 특별한 약이 있는 것도 아니고, 나쁜 충동을 없앨 수 있는 치료법이 있는 것도 아니기 때문입니다.

하지만 분명한 것은 품행 장애 청소년들이 어린 시절 ADHD를 앓았거나 현재도 ADHD를 앓는 경우가 많다는 사실입니다. 소아 청소년정신의학과 문제 중 ADHD는 치료 효과가 가장 좋고 쉽게 치료할 수 있는 병입니다. 따라서 품행 장애 청소년이 ADHD를 앓고 있거나 과거에 앓았다는 증거가 있는 경우 매우 좋은 치료 효과를 거둘 수도 있습니다.

품행 장애 청소년이 ADHD를 앓고 있지 않다고 하더라도 품행 장애 청소년의 공격성과 충동성을 감소시키는 데 효과가 있는 약물치료가 필요합니다. 최근에는 공격적이며 폭발적인 행동을 감소시키는 약이 많이 개발되고 있습니다.

약물치료 이외에 인지행동치료 또한 병행할 수 있는데, 품행 장애를 치료할 때 실시하는 인지행동치료는 갈등을 해결하는 방법을 익히도록 도와줍니다. 숱한 예행연습과 역할놀이를 통해 갈등이 일어날 수 있는 여러 가상 상황을 만든 뒤, 이를 성숙하고 비폭력적인 방법으로 해결하는 방법을 가르치는 것입니다. 이러한 인지행동치료는 품행 장애 청소년들에게 큰 효과가 있습니다.

품행 장애는 조기 발견과 치료가 대단히 중요합니다. 품행 장애 청소년들은 어린 시절 공격적이고 충동적인 행동을 보이기 마련입니다. 아주 어린 유아기부터 이런 공격성이 뚜렷이 나타나므로 그들이 자라서 거짓말을 하고, 물건을 훔치고, 약자를 폭행하는 비행 청소년으로 발전하기 전에 치료 방법을 조속히 모색해야 합니다. 어린 시절의 공격 행동을 대수롭지 않은 것으로 방치하면 자라서 심각한 범죄를 저지르거나 본인이 불의의 사고로 다치는 불행에까지 이를 수 있습니다.

치료 효과를 높이는 방법

자녀 문제로 소아청소년정신의학과를 찾는 부모들은 몹시 당황하고 좌절하며 불행한 상태인 경우가 많습니다. 특히 청소년 품행 장애를 가진 아이의 부모들은 막무가내로 행동하는 자녀에게 몹시 화가 나 있고, 자녀의 거친 행동에 어쩔 줄 모르는 경향이 있습니다. 또 앞으로 더 큰 일이 생길까 봐 항상 불안해하고 근심 깊은 모습을 보입니다.

품행 장애와 청소년 비행 문제를 쉽게 치료할 수 있는 것이라고 말하기는 어렵습니다. 그래서 아이에 대한 약물치료, 인지행동치료 외에 부모에 대한 교육도 절실히 필요합니다. 부모가 품행 장애를 온전히 이해할수록 치료 효과는 더욱 높아집니다. 부모는 자녀가 사회적으로 용납되고 바람직한 행동을 할 수 있도록 적극적으

말대꾸가 심하고 너무 폭력적이에요

로 독려하는 법을 배우고, 또 자녀를 항시 관찰하며 언제라도 문제 행동에 개입할 준비를 하고 있어야 합니다.

이것은 물론 무척 어려운 일입니다. 만약 품행 장애 청소년의 공격성이 너무 심각해 즉각적인 통제가 필요한 경우에는 정신건강의학과 입원도 고려해볼 수 있습니다. 입원 치료를 하는 경우에는 청소년이 집에서 지내는 것보다 더 강력하고 안전한 감독과 치료를 받을 수 있게 됩니다. 따라서 위기 상황에 처할 경우 입원 치료를 주저해서는 안 됩니다.

입원을 수차례 반복하는 비행 청소년들도 상당수 있습니다. 재입원을 반복할수록 부모는 더욱 당황하고 큰 좌절감을 느끼지만 수년간의 전문적이고 지속적인 치료를 거쳐 완전히 회복되는 경우도 많으므로 치료를 결코 포기해서는 안 됩니다.

품행 장애

1	다른 사람을 자주 못살게 굴거나 위협한다.
2	먼저 싸움을 건다.
3	다른 생물에게 물리적 상해를 입힐 수 있는 물건을 사용한 적이 있다.
4	다른 사람의 신체에 잔인하고 무자비한 해를 가한 적이 있다.
5	동물에게 잔인하고 무자비하게 행동한 적이 있다.
6	다른 사람의 지갑이나 금품을 강탈한 적이 있다.
7	남에게 피해를 주기 위해 고의로 불을 지른 적이 있다.
8	다른 사람의 물건이나 재산을 고의로 부순 적이 있다.
9	다른 사람의 집이나 차를 부수고 들어간 적이 있다.
10	책임을 회피하거나 이득을 얻기 위해 자주 거짓말을 한다.
11	비싼 물건을 훔친 적이 있다.
12	부모님 말씀을 어기고 밤늦도록 집에 들어가지 않은 적이 있다.
13	적어도 두 번 이상 가출한 적이 있거나 혹은 집을 나가서 오랫동안 들어오지 않은 적이 있다.
14	학교를 무단결석한다.

아이가 위와 같은 증상을 보이는지 부모님이 체크해본다. 14개 항목 중 8개 이상에 체크했다면 품행 장애일 가능성이 높으므로 전문가의 도움이 필요하다.

집에서 할 수 있는 실전 치유법

품행 장애 넘어서기

- 평소 문제 행동 이외에 다른 여러 행동에도 많은 관심을 가집니다.
- 평상시 관찰을 통해 아이가 언제, 어떤 상황에서 공격 행동을 보이는지 파악합니다. 공격 행동이 일어날 수 있는 상황을 미리 조절하거나 아동이 인지하게끔 해 공격 행동의 직접적인 발생을 예방합니다.

- 다른 사람 때리기, 물건 던지기 등 아동이 화가 났을 때 하는 행동을 대신할 수 있는 뛰기, 발 구르기, 북 치기 등 적절한 대안 행동을 함께 찾아봅니다.
- 친구를 때리거나 문제 행동을 했을 경우 그 상황이나 원인을 아이 스스로 기록하게 합니다. 상대 친구의 마음을 고려해보고 행동 결과에 대해 평가하도록 해 아이가 당시의 상황을 좀 더 객관적이고 신중하게 검토하게 합니다.
- 부모가 아무리 화가 난 상태일지라도 꾹 참고 말로 표현해 아이에게 모범을 보여줍니다.
- 아이가 느끼는 분노, 좌절감 등의 감정에 대해 차분히 설명합니다. 감정 자체가 나쁘거나 부적절한 것은 아니지만 그것을 표현하는 방식이 적절해야 한다고 가르칩니다.
- 파괴적인 행동이 나오기 전에 먼저 말로 표현할 수 있도록 격려하고, 어떤 말을 할 수 있는지 자유롭게 적어보게 합니다.
- 왜 파괴적 행동을 했는지, 그 상황을 어떻게 느꼈는지에 대해 말할 수 있는 기회를 줍니다.
- 자녀가 물건을 훔칠 경우에는 아이가 소중하게 여기는 물건이나 자료를 조심스럽게 잘 다루었을 때, 다른 사람의 물건을 조심스럽게 다루거나 정리했을 때 칭찬합니다. 남에게 빌려 쓴 물건은 가능한 한 빨리 제자리에 놓거나 돌려줘야 한다는 것을 가르칩니다.
- 물건을 훔치는 문제 행동을 나타내는 아이에게는 적당한 용돈을 규칙적으로 주어 욕구를 적절하게 채워주고, 집에 있는 돈을 철저히 관리해서 아이의 접근을 불가능하게 해야 합니다.

- 부모는 모든 것을 물질로 해결하려는 태도를 보이지 않도록 조심해야 합니다. 정당한 수단으로 물질을 얻고, 그 과정에서 진정한 소유의 기쁨을 찾는 생활 태도를 익히게끔 합니다.
- 거짓말을 하면 꾸짖거나 벌로 훈계하지 말고, 그 때문에 부모가 얼마나 속상했는지 말해주며, 스스로 잘못했다는 것을 뉘우치게 합니다.
- 부모가 아이에게 많은 관심과 애정을 가지고 있다는 것을 보여줍니다. 아이의 의견을 충분히 듣고, 아이가 자기표현을 적절하게 할 수 있도록 도와 자신감을 얻게 하는 것이 가장 중요합니다.
- 부모는 평소 거짓말이나 지키지 못할 말들을 하지 않는 모범을 보입니다.

무엇이든 물어보세요

품행 장애 Q & A

Q. 우리 아이는 말을 정말 듣지 않아요. 부모 말에 반항이 잦은데 품행 장애가 있는 걸까요?

A. 모든 아이들이 항상 바르게 행동하는 것은 아니에요. 하지만 심한 행동 문제를 자주 일으키는 아이들은 자라서 품행 장애가 생길 가능성이 있습니다. 품행 장애는 나이에 따라서 다양하게 나타납니다. 유치원생의 경우에는 공격적이고 반항적이며 남의 말을 듣지 않고 떼를 쓰곤 해요. 초등학생이 되면 교실에서 문제를 일으키고 선생님의 말을 듣지 않아요. 또한 사춘기가 되면 법을 지키지 않고 싸우거나 훔치고 범죄를 저지르게 되고요.

Q. 우리 아들은 친구를 괴롭히고 절대 사과를 하지 않아요. 그리고 모든 잘못을

항상 친구 때문이라고 말해요. 우리 애가 책임감 없이 자라는 게 아닌지 무척 걱정됩니다. 이것도 품행 장애 증상이라고 할 수 있을까요?

A. 품행 장애 청소년은 동정심과 다른 사람에 대한 배려가 부족해요. 대개 다른 사람의 의도를 오해해서 더욱 공격적이고 적대적인 태도로 사람을 대하지요. 그리고 자기 행동에 대해 죄책감을 느끼지 않고 후회하지도 않습니다. 높은 공격성을 보이는 아이들은 겉으로 보기에 자신감이 넘치는 듯하지만 사실은 허세인 경우가 많아요. 특히 품행 장애 청소년은 자존감이 낮아서 작은 것에도 쉽게 좌절하고 안절부절못하는 경우가 많으며 자주 화를 냅니다.

Q. 우리 아이는 밤늦게까지 밖에서 놀고 자기가 어디 있는지 알려주지 않아요. 나쁜 친구들과 어울리고 학교에도 잘 가지 않습니다. 어떻게 해야 하나요?

A. 10대의 반항이 심해지면 비행으로 나타날 수 있습니다. 비행 청소년들은 부모의 말을 듣지 않고 공격적이고 반항적입니다. 어린 시절부터 남의 말을 듣지 않고 떼를 쓰다가 10대가 되면 싸우고, 물건을 훔치고, 범죄를 저지르기도 합니다. 부모의 말을 듣지 않고 반항하는 행동이 더 심해지면 학교와 지역사회에서 법과 질서를 지키지 않는 행동으로 나타날 수 있습니다. 하지만 이런 행동은 마찬가지로 허세인 경우가 많습니다. 비행 청소년의 50% 정도는 내면적으로 우울합니다. 자신감이 없고 작은 일에도 견디지 못하며 쉽게 화내는 것은 대개 우울하기 때문입니다. 따라서 자녀가 학교에서 친구들과 어떤 행동을 하는지 지켜보는 것이 중요합니다.

밥 먹고 나면 짜증을 내요
먹지 않는 아이와 계속 먹는 아이

거식증 혹은 음식 거절증

흔히 거식증이라 부르는 음식 거절증은 의학 용어로 '신경성 식욕부진증'이라 합니다. 청소년 중 특히 여학생들 사이에서 많이 나타나는 식사 장애의 한 유형입니다. 음식 거절증은 아동기에서 청소년기로 넘어가는 과도기인 14세에 가장 많이 발병하는 반면, 폭식증은 흔히 청소년기에서 성인기로 넘어가는 시기인 19세에 발병합니다.

신경성 식욕부진증은 간단히 말하자면 스스로 굶는 것입니다. 거식증 환자는 90% 이상이 같은 성별의 또래 친구보다 몸무게가 15% 정도 적게 나갑니다. 거식증이 발병하는 가장 핵심적인 원인은 신체 이미지에 대한 왜곡입니다. 거식증을 앓는 여학생들은 실제 자기 신체와는 상관없이 스스로 뚱뚱하다고 생각하고 살찌는 것을 두려워합니다. 심각한 저체중으로 응급실에 입원하게 된 여학생도 자신이 뚱뚱하다고 여깁니다. "내가 얼마나 뚱뚱한지 아무도 모를 거야"라는 말은 거식증 환자가 습관처럼 내뱉는 말입니다.

전체 사춘기 학생의 1% 정도가 거식증 환자인 것으로 추정되는데, 지난 40년 동안 거식증 발병률은 5년마다 30%씩 증가한 것으로 나타났습니다. 각종 오디션이나 미인 대회에서 수상한 사람들의 외형을 비교해보면 세월이 갈수록 키 크고 마른 체형을 선호한다는 것을 알 수 있습니다. 이런 사회적 기준과 이에 따른 압력도 사춘기 소녀의 거식증을 부추깁니다.

거식증은 아동기에서 청소년기로 넘어가는 과도기에 많이 발생하지만 치료 시기는 늦는 편입니다. 부모가 자녀의 거식증을 눈치채는 것이 매우 어렵기 때문입니다. 부모들은 대개 먹지 않으려고 하는 자녀의 행동을 10대의 반항심으로 일축해버리곤 합니다. 그래서 신체 쇠약이나 영양 문제로 소아과나 내과를 찾는 경우가 더 많습니다. 거식증의 2차적인 신체 증상으로는 저혈압과 느린 맥박, 그리고 현기증이 있습니다. 대개는 월경이 중단되고 이성 친구에 대한 관심도 없어지는 경우가 많습니다.

거식증을 가진 사춘기 여학생들은 대부분 맡은 바에 최선을 다하고 모범적이며, 심리적으로는 사춘기 이전의 아이 모습으로 남기를 갈망하는 경우가 많습니다. 거식증 여학생들은 음식을 아주 조금 먹고도 '내가 왜 이렇게 많이 먹지? 이러니 뚱뚱해지지'라는 강박관념에 사로잡히곤 합니다. 일반적으로 자존감이 매우 낮으며, 항상 먹는 것과 살찌는 것에만 관심을 두기 때문에 가까운 친구가 많지 않습니다.

거식증이 생기는 이유

쌍둥이를 연구한 결과를 보면 거식증은 유전적인 요소와도 관련이 깊습니다. 거식증 환자의 가족은 비만이나 저체중과 같은 문제가 많고 심각한 병을 앓고 있거나 우울증, 알코올의존증 증상이 있는 경우도 평균보다 높았습니다.

건강한 사람들은 칼로리가 떨어지면 힘들어하기 마련이지만 거식증 청소년들은 이와 달리 체중을 줄일 수 있다는 사실에 더 큰 만족을 느낍니다. 거식증 청소년들이 굶기 시작하면 뇌에서 기분을 좋게 하는 아편과 비슷한 뇌 화학물질이 분비됩니다. 이는 마라톤을 하면 화학물질이 분비되어 '러너스 하이' 작용을 일으키는 것과 같은 현상입니다. 장기간의 신체적인 고통을 참고 견디면 뇌에서 성취감을 느끼게 하는 화학물질이 분비되는 것입니다. 이로써 거식증 환자는 몸무게가 줄어드는 결과에 더해 성취감과 기쁨까지 얻어 식사 장애가 점차 심화되는 악순환이 발생합니다.

심리적 관점에서 볼 때 거식증은 사춘기 청소년들이 신체적으로나 정서적으로 성장을 거부할 때 생기는 것으로 봅니다. 아동기에서 청소년기로 넘어가는 과도기에는 부모에 대한 반항심에 일시적으로 굶기도 합니다. 먹지 않고 반항하는 것이 부모를 걱정하게 하는 최고의 방법이라고 생각하기 때문입니다.

폭식증

폭식증은 말 그대로 충동적으로 많은 양을 먹고 모두 토해내는 증상입니다. 폭식증 환자는 90% 이상이 여성으로 거식증 환자와 달리 음식만 보면 무의식적으로 반응하는 경우가 많습니다. 그래서 실제로 자기 모습을 이상하게 여기지 않고 뚱뚱하다는 생각도 하지 않습니다.

폭식증 환자는 어느 날 갑자기 머릿속이 온통 음식물 생각으로 가득 차면서 눈에 보이는 대로 사서 먹는 버릇이 생기게 됩니다. 폭식의 빈도는 매우 다양한데, 일주일에 한두 번 폭식하는 경우도 있고 하루에 여러 번 폭식하기도 합니다. 그리고 토하는 시간도 몇 분에서 몇 시간까지 개인마다 다릅니다.

어느 순간 갑자기 내가 아닌 것 같은 상태가 되어요. 머릿속이 온통 음식물 생각으로 가득 차고, 폭식하는 동안 자제력은 완전히 잃어버려요. 전부 토하고 나서야 내가 정말로 엄청난 양의 음식을 먹었다는 것을 뒤늦게 알게 되지요.

이는 폭식증 환자들이 늘 하는 말입니다. 폭식증이 있는 경우 구토 외에 변비약을 잔뜩 먹어서 설사를 하기도 합니다. 살 빼는 약이나 이뇨제를 복용하는 경우도 많습니다. 구토를 수시로 하는 탓에 입으로 넘어온 토사물에 섞여 있는 위산으로 치아의 에나멜이 많이 손상되어, 치과 의사에 의해 폭식증이 발견되는 경우도 종종 있습니다.

폭식증이 생기는 이유

폭식증은 뇌에서 세로토닌이 적게 분비되거나 기존의 세로토닌 분비량에 급격한 변화가 생길 경우, 이에 몸이 과민하게 반응해 생기는 증상으로 알려져 있습니다.

폭식증 환자는 체중이 정상이거나 정상보다 더 나가는 경우가 많습니다. 폭식증은 청소년기에서 성인기로 넘어가는 시기인 대학 시절에 가장 많이 발생합니다. 전체 여자 대학생의 3~5%가 폭식증이 있는 것으로 추정되며, 거식증과 비만 병력이 있는 소녀들이 자

135
밥 먹고 나면 짜증을 내요

라면서 폭식증을 앓는 경우도 있습니다. 폭식증 환자에게는 우울증과 불안증이 발생할 확률이 높고, 알코올의존증으로 이어지는 경우도 흔합니다.

더욱 깊은 문제를 의심하라

거식증 청소년은 치료를 거부한다
거식증 치료의 가장 큰 문제는 아이들이 치료를 받으려고 하지 않는다는 것입니다. 거식증 청소년들은 거식증 치료를 받으면 식사를 규칙적으로 하게 되어 체중이 늘 것이라고 생각하기 때문입니다.

거식증 청소년은 뚱뚱해지는 것을 가장 두려워합니다. 실제로는 심각한 저체중 상태인데도 불구하고 자신을 예쁘고 날씬하다고 착각해서 치료를 지속적으로 거부하다가 결국 병원을 찾게 됩니다. 거식증은 반드시 치료를 받아야 하는 심각한 질병입니다. 내과 치료를 통해 손상된 신체를 낫게 해야 하는 것은 물론이고 정신의학과 치료도 병행해야 합니다. 계속 방치할 경우 사망에 이를 수도 있기 때문입니다. 또한 영양 문제와 신체 쇠약 등에 따른 2차 질병을 앓거나 우울증이 심해져 자살하는 경우도 발생합니다. 이 같은 이유로 전체 거식증 청소년 중 약 5%가 10대를 넘기지 못하고 사망에 이르기도 합니다. 물론 치료 시기가 빠르면 빠를수록 신체적·정신적으로 회복될 가능성이 커집니다.

거식증을 치료하기 위해서는 약물치료와 인지행동치료가 필요합니다. 프로작과 같은 항우울제이자 선택적 세로토닌 재흡수 차단제인 'SSRI'는 거식증과 함께 동반되는 강박 장애, 우울증 문제를 치료하는 데 효과가 있으며, 약물치료는 최소한 1년 이상 지속해야 합니다. 거식증에 대한 인지행동치료는 거식증 청소년이 음식에 대한 인식을 바꾸도록 하는 데 초점을 맞춥니다. 또한 날씬하고 예쁜 몸매보다 더 중요한 가치가 있다는 것도 깨닫도록 도와줍니다.

약물치료와 인지행동치료로도 효과가 전혀 나타나지 않는다면 입원 치료를 진행해야 합니다. 입원 치료를 하면 정신의학과 의사뿐만 아니라 내과 의사, 영양사, 간호사로 구성된 의료팀의 통합적 치료를 받을 수 있기 때문에 치료 효과를 쉽게 거둘 수 있습니다.

지금으로부터 약 30년 전, 미국 유타주의 PCMC Primary Children's Medical Center 객원교수로 있을 때 한 정신과 의사를 만난 일이 있는데, 그는 자신을 '신경성 식욕부진증을 치료하는 전문 정신과 의사'라고 소개했습니다. 당시 미국에는 거식증 청소년의 문제만을 전문적으로 치료하는 병동이 따로 있을 정도였습니다. 최근 우리나라에도 식사 장애를 전문으로 하는 정신의학과 의사가 늘고 있습니다. 이는 식사 장애 클리닉에서 치료를 받을 만큼 심각한 수준의 식사 장애를 앓는 사춘기 청소년들이 점차 늘고 있다는 증거입니다.

**폭식증 청소년은
스스로 치료를 원한다**
폭식증을 앓는 사람들은 대개 스스로 정
신과를 찾습니다. 폭식 후에 항상 후회하
고 그에 따른 신체적 고통도 크기 때문입니다. 치료를 받지 않으면
육체는 물론 마음의 고통도 심해집니다. 치료받지 않고 만성이 된
경우 상당수의 폭식증 환자들은 5년 내에 자살할 가능성이 높은 것
으로 나타납니다.

거식증 치료와 마찬가지로 폭식증도 약물치료와 인지행동치료
를 병행해야 합니다. 프로작과 같은 항우울제는 뇌의 세로토닌 분
비를 촉진하기 때문에 폭식하는 버릇을 없애주고, 감추어진 우울
증까지 치료하는 데 큰 도움을 줍니다. 대개는 1년 이상 지속되는
장기 약물치료가 필요합니다.

인지행동치료는 자신의 식습관을 스스로 파악하고 이를 바꾸도
록 하는 데 초점을 맞춥니다. 하루에 세 번 정해진 시간에 식사하
고 간식을 두 번 이하로 먹는 버릇을 들이도록 합니다. 또 거식증
과 마찬가지로 자신의 신체 이미지에 대한 왜곡된 생각과 태도를
바꾸도록 돕습니다.

폭식증의 경우 재발률이 높고 우울증이나 알코올의존증에 시달
리는 경우도 많기 때문에 폭식증 치료를 받은 뒤에도 수년간 병원
을 찾아 정기적으로 상담받는 것이 중요합니다.

부모 교육과 가족 치료를 동반해야 한다

식사 장애 자녀를 둔 부모는 절망감과 우울감을 동시에 느낍니다. 자녀에게 음식을 먹이는 것은 부모의 가장 기본적인 책임이라 생각하기 때문에 자녀가 음식을 거부하거나 과하게 먹는 것은 부모에게 엄청난 좌절감을 줍니다.

식사 장애 청소년의 부모들은 아이가 왜 먹기를 거부하고, 먹고 나서 다 토해버리는지 이해할 수 없습니다. 아이가 스스로 밥을 잘 먹도록 가르치지 못했다는 사실에 자책하는 경우도 많습니다. 그래서 식사 장애 자녀를 둔 가정은 가족 전체가 우울해지기 쉽고, 부모가 특정 아이의 식사에만 과도하게 신경 쓰기 때문에 다른 형제들은 질투하고 화를 내는 경우가 많습니다.

따라서 식사 장애를 치료할 때는 부모 교육과 가족 치료를 병행해야 합니다. 식사 장애를 가진 자녀가 본인의 외모에 대해 어떻게 생각하는지, 그리고 왜 그렇게 집착하는지 이해해야 하기 때문입니다. 밥을 먹고 안 먹고는 눈에 보이는 현상일 뿐이므로 그것에만 집착해서는 안 되며, 하루 빨리 전문가의 도움을 받아 아이가 스스로의 힘으로 정상적인 식생활을 해나갈 수 있게 유도해야 합니다.

식사 장애

		항상 그렇다	매우 자주 그렇다	자주 그렇다	가끔 그렇다	거의 드물다	전혀 아니다
1	살찌는 것이 두렵다.	5	4	3	2	1	0
2	배가 고파도 식사를 하지 않는다.	5	4	3	2	1	0
3	음식에 집착한다.	5	4	3	2	1	0
4	억제할 수 없이 폭식한 적이 있다.	5	4	3	2	1	0
5	음식을 작은 조각으로 나누어 먹는다.	5	4	3	2	1	0
6	자신이 먹고 있는 음식의 영양분과 열량을 확인하고 먹는다.	5	4	3	2	1	0
7	빵이나 감자 같은 탄수화물이 많은 음식은 피한다.	5	4	3	2	1	0
8	음식을 많이 먹으면 다른 사람들이 좋아한다고 생각한다.	5	4	3	2	1	0
9	먹고 난 후 토한다.	5	4	3	2	1	0
10	먹고 난 후 심한 죄책감을 느낀다.	5	4	3	2	1	0
11	더 날씬해져야겠다는 생각을 떨칠 수 없다.	5	4	3	2	1	0
12	운동을 할 때 운동한 후 없어질 열량에 대해 계산하거나 생각한다.	5	4	3	2	1	0
13	남들은 나를 너무 말랐다고 생각한다.	5	4	3	2	1	0
14	살이 쪘다는 생각을 떨쳐버릴 수가 없다.	5	4	3	2	1	0
15	식사 시간이 다른 사람보다 길다.	5	4	3	2	1	0

위와 같은 증상이 있는지 직접 체크해본다. 남자아이의 경우 15~18점 사이이면 '식사 장애의 경향이 있음', 23점 이상이면 '심한 식사 장애가 있음'을 의미한다. 여자아이는 18~21점 사이이면 '식사 장애의 경향이 있음', 28점 이상이면 '심한 식사 장애가 있음'을 의미한다.

식사 장애 넘어서기

거식증의 경우

- 자녀의 식사 문제에 관심을 두고 꾸준히 관찰해 가능한 한 초기에 발견하도록 합니다.
- 소화가 잘되고 영양이 풍부한 음식 위주로 음식 섭취량을 아주 조금씩 늘려갑니다. 기초대사량을 유지할 수 있을 정도까지 식사를 제공합니다.
- 치료 초기, 부종 때문에 체중 증가가 일어날 수 있지만 결코 체지방량이 증가하는 것이 아님을 미리 알려주고 부종을 해결하기 위한 여러 방법들을 미리 공부하고 연습하도록 합니다.
- 살찌는 것에 관한 강박적 생각과 느낌을 이야기할 수 있도록 유도합니다. 아이가 생각하는 부정적 결과들이 합리적인 생각인지 아닌지에 대해 스스로 판단할 수 있게끔 매사에 기록하고 정리하는 시간을 갖도록 돕습니다.
- 가족이 얼마나 자신을 사랑하고 아끼는지 수시로 느낄 수 있도록 언어적·비언어적 방법으로 표현합니다.

폭식증의 경우

- 무엇인가 먹고 싶은 순간에 친구에게 전화합니다.
- 이 닦기, 샤워, 산책, 영화, TV 시청 등 다른 일에 집중합니다.
- 음식을 맛있다고 생각하면서 먹고, 다이어트와 칼로리에 대한 생각을 하지 않으려고 노력합니다.

- 구토를 하면 된다는 생각으로 음식을 먹기 때문에 과식하는 경우가 많습니다. 구토를 하더라도 섭취한 음식물을 거의 빼낼 수 없고, 나중에는 더 살이 찔 수밖에 없음을 자각하도록 합니다.
- 정해진 음식을 먹은 뒤에는 바로 양치를 하고 미리 정해놓은 일을 하도록 합니다.

무엇이든 물어보세요

식사 장애 Q & A

Q. 우리 애가 거식증이 있다는 사실을 어떻게 알 수 있나요?

A. 거식증이 생겨도 부모는 그것을 금방 알아차리지 못합니다. 아이들은 체중이 줄어도 헐렁한 옷을 입고 거식증을 감추려고 하기 때문이지요. 하지만 자녀가 체중이 많이 나가지 않는데도 본인은 뚱뚱하다고 불평하고, 밥을 먹지 않고, 몸무게가 심하게 줄면 거식증을 의심해야 합니다.

Q. 우리 아이는 밥을 먹고 나면 욕실에서 시간을 많이 보냅니다. 괜찮을까요?

A. 실제로 많은 청소년이 욕실에서 자기의 모습을 살피고 얼굴을 자세히 들여다보느라 화장실에서 많은 시간을 보내요. 하지만 거식증, 폭식증이 있는 청소년들은 먹은 것을 토하기 위해 화장실에 가므로 구토하는 기미가 보이는지 살펴야 합니다.

Q. 거식증이 있으면 밥을 억지로 먹여야 하나요?

A. 절대 억지로 먹여서는 안 돼요. 거식증은 심각한 문제이지만 억지로 밥을

먹게 해서는 안 됩니다. 억지로 먹이면 오히려 긴장감과 죄책감 때문에 스트레스만 받을 뿐이고 증상은 더 나빠질 거예요. 특히 음식과 관련된 싸움을 해서는 안 됩니다.

Q. 식사 장애에 도움이 되는 약물이 있나요?

A. 식사 장애 청소년은 뇌의 화학물질이 불균형을 이루어 우울증이 생기는 경우가 많습니다. 이럴 때는 항우울제로 치료하는 것이 많은 도움이 됩니다.

Q. 우리 아이는 식사 장애를 가지고 있습니다. 부모로서 어떻게 해야 하나요?

A. 아동기에는 거식증이 없다가 10대가 되면 거식증이 생기는 것은 사춘기에 특별한 스트레스를 받기 때문입니다. 청소년기로 접어든다는 것은 이전 시기보다 훨씬 복잡한 통과의례를 치르는 것이지요.

청소년기가 시작되면 이차 성징에 따른 새로운 몸에도 적응해야 하고, 새 학교에 입학하거나 이성 친구를 사귀게 되는 등 많은 변화 또한 경험합니다. 이때 아이들이 심리적으로 부모에게서 독립하고자 하는 욕구가 커지면서 '먹이는 대로 먹지 않겠다'는 심리 변화와 더불어 식사 장애가 생기게 됩니다.

이상한 버릇이 생겼어요

기침하는 아이와 얼굴 찡그리는 아이

이상한 버릇이 생겼다면 틱 장애를 의심하라

틱 장애는 몸을 움직이는 운동성 틱과 소리를 내는 음성 틱으로 나뉩니다. 야생마를 길들일 때 말을 꽁꽁 묶는 끈을 틱tic이라고 하는데 여기서 틱 장애tic disorder라는 용어가 유래했습니다. 어원을 곱씹어보면 틱 장애가 야생마처럼 길들이기 어려운 기질을 뜻하는 것을 알 수 있습니다.

우리는 간혹 전철이나 공공장소에서 눈을 자꾸 깜빡거리거나 아무 의미 없이 '음음' 소리를 내는 사람을 만납니다. 이것은 가벼운 틱 장애의 증상으로 누구나 가지고 있는 버릇과 구분이 되지 않지만, 그 정도가 심해져서 손을 위로 번쩍 든다든지 앞에 있는 물건에 발길질하는 행동을 한다면 '가벼운 버릇'으로 보기 어렵습니다.

틱 장애와 투렛 증후군

아동기에는 누구나 한 번씩 이런 버릇을 보입니다. 하지만 다양한 버릇을 오래 지속하는 경우 '틱 장애'가 있는 것으로 보아야 합니다. 틱 장애는 여학생보다 남학생에게 더 많이 나타나며, 여학생에 비해 남학생에게 3~5배 이상 많이 발병한다고 보고됩니다.

단순히 몸을 반복적으로 움직이는 운동성 틱 증상이 5~7세 무렵에 나타나는 반면 음성 틱은 9세 무렵에 나타납니다. 하지만 틱 증상이 오래 지속되었다고 반드시 더 심해지는 것은 아닙니다. 틱 장애를 가진 아이는 사춘기가 되면 가장 극심한 틱 증상을 보이고 사춘기를 벗어난 20세부터는 틱 증상이 감소하거나 완전히 사라지기도 합니다. 하지만 성인이 되어서도 틱 증상이 계속 남아 있는 경우도 있습니다.

최근 한 30세 여성이 틱 장애를 이유로 병원을 방문했습니다. 그녀는 얼굴을 찡그리는 자신의 버릇이 정신적인 문제에서 비롯되었다는 사실을 최근에야 알았습니다. 본인의 의지와는 상관없이 눈을 깜빡거리고 얼굴을 찡그리는 버릇 때문에 그녀는 주위의 권유로 굿도 해보았다고 합니다. 귀신에 쒼 것으로 생각한 것입니다. 이 여성은 병원에서 약물치료를 시작한 지 수일 만에 증상이 호전되었고 자신의 버릇이 뇌의 문제 때문에 생기는 병이라는 말에 무척 안도했습니다. 아무리 노력해도 고쳐지지 않던 버릇이 초자연적인 현상이 아니라 과학적으로 설명 가능한 질병이며, 완치될 가능성 또한 있다는 희망을 얻게 되었습니다. 이처럼 틱 장애는 조기 진단과 약물치료가 매우 중요합니다.

한편 흔히 말하는 투렛 증후군이란 여러 형태의 운동성 틱과 음성 틱이 동시에 나타나는 경우를 뜻합니다. 투렛 증후군은 1885년에 프랑스의 조르주 질 드 라 투렛Georges Gilles de la Tourette 박사가 처음 보고한 이후로 세상에 널리 알려졌습니다. 특이하고 괴상한 증상 때문에 투렛 증후군은 최근 몇 년간 일반인에게도 많은 관심을 받았습니다. 최근 한 TV 다큐멘터리에서는 하루 종일 같은 말을 되풀이하는 투렛 증후군 환자의 이야기를 보도하기도 했습니다. 하루 종일 본인도 모르게 같은 말을 되풀이하거나 참을 새도 없이 계속 어깨를 들썩이고 발을 동동 구른다면 정상적인 사회생활을 하기 어려울 것입니다. 하지만 TV에서 자주 보이는 성공한 유명 인사들 중에도 눈을 깜빡거리거나 얼굴을 찡그리는 등의 가벼운 틱 증상을 가진 사람들도 많습니다.

틱 장애는 다양한 증상으로 나타난다

앞서 말했듯 틱 장애는 크게 운동성 틱과 음성 틱으로 나뉩니다. 가장 흔한 운동성 틱은 눈 깜빡임, 어깨 으쓱거리기, 얼굴 찡그리기, 코 씰룩거리기, 목 경련 등입니다. 단순 운동성 틱이 지속되다가 복합 운동 틱으로 변하기도 하는데, 복합 운동 틱은 동작이 더 느리기 때문에 의도적인 행동으로 보이는 경우가 많습니다.

복합 운동 틱은 만지기, 빙그르 돌기, 혀 내밀기, 냄새 맡기, 꼬집기, 뛰기, 발 구르기 등이 있습니다. 길을 가던 중에 갑자기 한 바퀴 빙그르 돌면서 발차기를 하는 등의 행동을 보이는 복합 운동 틱은 마치 태권도 동작을 따라 하는 것처럼 보이기도 합니다.

음성 틱은 헛기침하기, 끙끙거리기, 꿀꿀거리기, 혀 차기, 침 뱉기 등 아무 의미 없이 시끄러운 소리를 내는 것입니다. 단순 음성 틱도 복합 음성 틱으로 변할 수 있는데, 복합 음성 틱은 상황과 전혀 맞지 않은 말을 내뱉는 증상입니다. 다른 사람의 말을 그대로 흉내 내는 '반향언어증'이나 똑같은 말을 반복하는 '동어반복증'도 복합 음성 틱의 대표적인 증상입니다.

듣기에 민망할 정도의 과도한 욕설을 하는 버릇도 있는데 이는 '강박적 외설어증'으로 복합 음성 틱의 가장 심한 증상입니다.

우리 아이가 욕하는 것을 보고 정말 놀랐어요. 처음에는 화장실에서 혼자 중얼거리는 줄 알았는데, 자세히 들어보니 극렬하고 외설적인 욕을 하더라고요. 그건 우리가 평생 들어본 적도 없고 말해본 적도 없는 욕설이었어요. 학교랑 집밖에 모르는 애가 도대체 어디서 그런 욕을 배웠는지 모르겠어요.

강박적 외설어증을 가진 아이의 부모들은 보통 이렇게 말합니다. 이들 부모의 말대로 투렛 증후군의 외설어증은 결코 배워서 하는 욕설이 아닙니다. 음성 틱을 보이는 학생들도 본인들이 내뱉는 욕설을 어디서 듣고 어떻게 하게 되었는지 정확하게 알지 못합니다. 외설어증과 같은 복합 음성틱은 투렛 증후군 진단을 받은 사람들 중 10% 정도에게서 나타납니다.

공부 압박을 받으면 틱 장애가 심해진다

뇌과학의 발달로 '틱 장애'나 '투렛 증후군'의 원인도 밝혀지고 있습니다. 틱 증상은 대뇌 깊숙한 곳에 있는 운동을 개시하거나 복잡한 운동을 조절하는 부위(대뇌 기저핵)에서 신경전달물질인 도파민이 교란되어 나타납니다. 따라서 틱 장애가 시작된 지 1년이 지나도 증상이 사라지지 않거나 더 심한 투렛 증후군으로 발전하면, 도파민을 조절해주는 약물치료를 1~2년 정도 해주어야 합니다.

틱 장애 학생의 부모 또한 틱 장애를 가지고 있는 경우가 흔하지만 자신의 틱 증상을 깨닫지 못하고 대부분 단순한 습관으로 여깁니다. "부모나 친척 중에 틱 증상을 가진 사람이 있나요?"라는 질문에 단호하게 "없다"라고 답하는 아버지가 끊임없이 눈을 깜빡거리기도 합니다.

사춘기 틱 장애가 생기는 주된 이유로 어린 시절 부모의 끊임없는 간섭과 공부에 대한 압박을 드는 경우가 많은데, 과외 수업을 절반으로 줄이고 공부에 대한 압박감만 완화해도 틱 증상이 훨씬 호전됩니다.

2015년 기준 건강보험심사평가원 자료에 의하면 틱 장애로 진료받은 환자 1만 6000여 명 중 10대가 가장 많았고(42.5%), 10세 미만인 경우가 37.9%였습니다. 하지만 과외 수업과 공부에 대한 압박감만 절반으로 줄여도 틱 장애가 흔한 버릇정도로만 나타나므로 실제 틱 장애를 겪는 소아·청소년은 훨씬 더 많을 것입니다. 소아·청소년 틱 장애의 경우 30% 정도는 1년 이내에 증상이 저절로 사라집니다.

틱 장애는 치료 효과가 금세 나타난다

틱 장애를 치료할 때 가장 중요한 것은 약물치료입니다. 지나치게 많이 분비되는 도파민의 양을 줄여줄 항도파민제를 사용하면 증상은 금세 나아집니다. 사실상 이것만으로도 틱 장애 증상은 70~80% 이상 호전됩니다.

둘째로 틱 장애 청소년들이 이완 요법과 자기 최면 요법을 배워 수시로 활용하는 것도 좋은 치료 방법입니다. 긴장하고 불안해할

수록 틱 증상이 더 심해지므로, 이완 요법 등을 통해 스트레스를 해소하면 그 증상도 확연히 줄일 수 있습니다.

틱 장애에 효과가 있는 행동 치료로 '습관 반전' 요법이 있습니다. 습관 반전 요법은 한쪽 근육의 움직임에 대한 경쟁 반응을 유도하는 것으로, 가령 오른쪽 목에 경련이 일어나면 왼쪽 목에 관심을 집중시키는 식입니다. 오른쪽 귀를 씰룩이는 틱 장애의 경우 의도적으로 왼쪽 귀를 씰룩이게 하는 것도 습관 반전 요법 중 하나입니다. 증상에 따라 이 요법이 효과적인 경우도 많습니다.

틱 장애 진단을 받은 학생의 경우 ADHD와 강박 장애도 함께 가지고 있는 경우가 많습니다. 하지만 ADHD 치료약은 틱 증상을 악화시킬 수 있으므로 이런 경우 부모와 상의해 틱 장애와 ADHD 장애 중 어느 것을 우선적으로 치료할 것인지 결정해야 합니다.

틱 장애를 가진 청소년의 20~30%는 성인기로 넘어가는 20대 초반에 이 장애에서 자연스레 벗어나고, 경우에 따라 어느 날 갑자기 사라져버리기도 합니다. 하지만 틱 증상은 마술처럼 사라지는 경우보다 아동기에 처음 생긴 틱 증상이 사춘기가 되면서 악화되는 사례가 더 많습니다. 따라서 자연 치료가 되기를 바라면서 넋 놓고 기다리는 일은 매우 위험하다고 할 수 있습니다.

틱 증상이 있으면 집중력이 떨어져 정상적인 사람들만큼 집중하기 위해서는 더욱 많은 에너지가 필요합니다. 또한 틱 장애와 함께 동반되는 ADHD 때문에 집중력이 낮아지기도 합니다. 따라서 즉각적인 치료를 받지 않으면 틱 장애 학생은 학습 문제까지 생기게 될 뿐 아니라 친구들로부터 놀림을 당하거나 또래 집단에서 소외되는 등 사회적으로 제 기능을 하기 어려워집니다. 또한 치료하지 않고 방치하면 심한 우울증에 빠질 수 있습니다. 만성 틱 장애를 오랫동안 내버려둘 경우 대개 심한 좌절감과 절망감을 느끼게 되고 자살 위험도 높아집니다.

만성 틱 장애나 투렛 증후군은 완치할 수 있는 병은 아니지만 약물치료로 그 증상을 없앨 수 있고 증상이 악화되는 것을 막을 수 있어 반드시 적절한 치료가 필요합니다. 만약 제때 치료를 받는다면 틱 장애 청소년은 정상적으로 성장할 수 있으며, 성인이 되어서도 생산적인 사회활동을 할 수 있습니다. 그러기 위해서는 조기 진단과 약물치료가 꼭 필요합니다.

스트레스를 주의 깊게 다뤄라

반복 행동을 유심히 살펴보라   대부분의 틱 장애 학생들은 다른 사람들 눈에 매우 이상하게 보일 수 있다는 이유로 자신의 증상을 수치스럽게 여깁니다. 틱 증상이 심해져서 친구들이 눈치채고, 그것이 놀림으로 바뀌면 자신감을 급격히 상실하게 됩니다. 친구들이 계속 놀리면 증상은 악화되고, 따돌림은 더 심해지기 때문에 틱 장애 학생들은 대개 사춘기를 불행하게 보내는 경우가 많습니다. 따라서 틱 장애 학생들은 이해할 수 없는 자신들의 버릇에 대해서 그럴싸한 변명을 꾸며내는 데 상당히 익숙합니다. 목 경련으로 목을 한쪽으로 항상 구부리고 있는 한 청소년은 "저는 지금 태권도에서 배운 대로 목 스트레칭을 하고 있어요"라고 둘러대기도 합니다.

또 어떤 학생은 자신의 무의식적인 행동을 의도적인 행동으로 보이기 위해 노력하는데, 어깨를 으쓱거리는 행동을 마치 입은 옷이 불편해서 옷을 만지는 행동으로 보이게끔 하는 식입니다. 이와 같이 틱 장애 학생들은 틱 증상으로 소비되는 에너지에다가 그것을 감추고 둘러대기 위한 에너지를 추가로 소비하면서 더 극심한 스트레스를 받습니다.

대부분의 틱 장애 학생들은 학교에 있는 동안 틱 증상을 숨길 수 있지만 집에 돌아오면 숨겼던 틱 증상을 마음껏 보이기 때문에 틱 증상이 더 악화되어 보이기도 합니다. 이렇듯 틱 증상은 반복적으로 심해졌다가 약해지기도 하는 특징이 있고, 의식적으로든 무의식적으로든 감춰진다는 이유로 조기 진단이 어려운 경우가 많습니다. 아이들의 반복된 버릇이 틱 장애 증상은 아닌지 부모가 유심히 관찰하는 것이 중요합니다.

**틱 장애가
투렛 증후군으로 발전한다** 다양한 운동성 틱과 음성 틱이 완전히 사라지지 않고 1년 이상 함께 나타나면 투렛 증후군이라고 진단하게 됩니다. 투렛 증후군 학생의 40~50% 정도가 청소년 ADHD를 가지고 있을 뿐 아니라 전체 투렛 증후군 학생의 약 60% 이상이 강박 장애를 함께 보입니다. 이 세 가지 장애를 동시에 가지고 있는 경우 '복합 장애'라고 진단을 내리는데, 진단도 까다롭고 어떤 장애를 먼저 치료할지도 결정해야 하기 때문에 치료 또한 매우 어렵습니다.

병준(가명)이는 부모가 ADHD를 의심해 병원을 방문한 사례입니다. 병준이는 산만한 행동과 입술을 반복해서 빠는 틱 증상을 함께 가지고 있었습니다. 위아래 입술을 심하게 빨아서 입술 주변에 원 모양의 자국이 생겨 입술이 두 개인 것처럼 보이기까지 했습니다. 분명한 틱 증상이었지만 부모들은 입술이 건조해 생긴 버릇이라 생각하고 있었습니다. 또한 진료실에 있는 물건을 이것저것 만지면서 가지런히 정리하는 강박적 버릇도 보였습니다. 병준이는 부모가 의심하는 청소년 ADHD 이외에도 투렛 증후군과 강박 장애를 함께 가지고 있었던 것입니다.

부모들은 자녀가 ADHD 이외에 투렛 증후군과 강박 장애가 있다는 사실을 알면 무척 실망합니다. 그러나 아이들은 자신의 문제가 무엇인지를 알게 되면 오히려 마음의 위안을 받습니다.

너는 네가 원치 않는데도 몸을 움직이는 틱 장애를 가지고 있어.

이제 병원에서 치료를 받으면 충분히 고칠 수 있단다.

또한 틱 장애 청소년들은 자신에게 정말로 문제가 있으며, 이 문제를 해결할 수 있는 방법이 있다는 사실을 알고 매우 안심해 금세 생기를 되찾습니다.

버릇을 금지시키면 더욱 나빠진다 틱 장애 부모가 알아야 할 가장 중요한 사실은 자녀가 눈을 깜빡거리고 끙끙 소리를 내는 것이 의도적인 행동이 아니라는 점입니다. 자녀의 이런 증상이 1년 이상 지속되고, 눈 깜빡임이 얼굴 찡그림으로 변하거나 끙끙거리는 소리가 동물 소리로 변할 때는 투렛 증후군을 의심해 봐야 합니다.

대개 부모들은 틱 장애에 대해 잘 모르기 때문에 자녀에게 이상한 버릇이 생기면 그 버릇을 금지시키려고 하는 것이 고작입니다. 금지 방법으로 아이의 행동을 교정하려고 하다 보면 아이들은 대개 자기 증상을 숨기거나 억누르려고 하기 때문에 나중에는 증상이 더 심해집니다. 틱 장애 청소년의 부모는 틱 장애의 원인에 대해 미리 공부해 자녀의 틱 증상에 대해 금지하거나 벌을 주는 행동은 오히려 틱 증상을 더 악화시킨다는 것을 알아야 합니다.

여러 취미 생활 중에 축구나 농구 같은 조직화된 신체 활동은 틱 장애 증상을 호전시킬 뿐만 아니라 인성 발달에도 도움이 됩니다. 틱 증상이란 대개 신체 증상으로 나타나므로 다른 신체 활동을 통해 증상을 억누를 수 있고, 적절한 신체 활동으로 스트레스를 해소할 수도 있어 이중으로 도움이 됩니다.

학업 스트레스뿐만 아니라 충분히 먹거나 자지 못하는 스트레스도 틱 장애를 악화시킵니다. 학업에 대한 부담을 줄이거나 규칙적인 생활을 하게 돕고 적절한 운동을 권장하는 것이 틱 증상 호전에 도움이 됩니다.

틱 장애

1	여러 가지 운동 틱 증상을 보인다(예: 눈에 이상이 없는데도 무의식적으로 눈을 깜박거리는 행동). 하루에 몇 차례씩 일어나며, 증상이 1년 이상 지속되지 않는다.
2	여러 가지 음성 틱 증상을 보인다(예: 코나 목에 이상이 없는데도 자꾸만 킁킁대는 소리를 내는 행동). 하루에 몇 차례씩 일어나며, 증상이 1년 이상 지속되지 않는다.
3	운동 틱과 음성 틱이 함께 나타나지는 않으나 거의 매일 하루에 몇 차례씩 한 가지 또는 여러 가지의 운동 틱, 음성 틱 증상을 보이며, 1년 이상 지속된다.
4	거의 매일 하루에 몇 차례씩 여러 가지 운동 틱과 한 가지 또는 그 이상의 음성 틱 증상을 보이며(예: 어깨를 으쓱거리고 기침과 비슷한 소리를 반복적으로 내는 행동), 증상이 1년 이상 지속된다.
5	운동 틱과 음성 틱 증상 때문에 사회적 상황과 일을 성취하는 기능(놀이, 학업, 친구 관계)에 심각한 어려움이 있다(예: 눈 깜박임이 심해 책을 읽을 때 집중하기 힘들어하거나 친구들이 이상한 행동을 한다고 놀리고 따돌리는 경우).

위와 같은 증상이 있는지 직접 체크해본다. 5개의 항목 중 3개 이상 체크했다면 틱 장애일 가능성이 높으므로 전문가의 도움이 필요하다.

틱 장애 넘어서기

1. 이완 요법

자녀에게 정신적·신체적 이완을 가르치고, 자녀가 이완하도록 돕는 것은 틱 증상을 줄이는 데 가장 효과적인 방법 중 하나입니다. 이완하도록 돕는 방법은 집에서 간단히 할 수 있는 마사지, 목욕, 학생이 좋아하는 활동하기를 비롯해 단순한 활동에서 심상을 사용하는 구체적인 활동까지 다양합니다.

　· 아이가 좋아하는 활동하기: 자녀가 평소에 좋아하는 활동을 하는 데

일정 시간을 보내는 것은 자녀를 이완시킬 수 있습니다.

· 운동하기: 운동은 자녀들에게 스트레스 관리 요법으로 작용할 수 있어 유익합니다. 틱 때문에 소진되었던 에너지와 스트레스를 방출함으로써 자녀들은 틱에 대한 의식을 날려버릴 수 있습니다. 이는 분노 해소에도 효과적입니다.

· 시각적 심상 이용하기: 심상을 이용하는 이완도 있습니다. 심상을 이용한 이완이란 자녀들에게 편안한 자세를 취하게 한 다음 즐거움 혹은 편안한 감정과 연관된 '이미지'를 떠올리게 하는 방법입니다. 자녀가 일정 시간 동안 틱을 하게 되면 신경의 사용으로 두통이 오거나 피로를 호소할 수 있는데, 심상 이용은 이에 효과적입니다.

상상과 같은 추상적인 방법의 이완이 어려울 경우, 조용한 음악을 듣게 하거나 편안한 느낌을 불러일으키는 이미지를 보여주는 등의 구체적 방법을 활용하면 더욱 효과적입니다.

2. 습관 반전 요법

습관 반전은 현재 보이는 틱 증상의 경쟁적 활동을 유도함으로써 다른 움직임으로 대체하는 방법을 말합니다. 예를 들어 눈 깜박이는 틱을 부드러운 눈 깜박임으로 대체하는 것이라고 볼 수 있습니다. 하지만 이러한 방법은 틱이 갑작스럽게 나타나는 것을 막을 수 있으나 완벽하게 대체하기는 어렵습니다. 또한 증상에 따라 효과가 다를 수 있으므로 조심스럽게 사용해야 합니다.

3. 일부러 많이 하기

공식적 활동에 참여하기 전에 틱을 의도적으로 가능한 한 빨리 반복해보는

이상한 버릇이 생겼어요

것입니다. 예를 들어 아이에게 목을 흔드는 틱 증상이 있다면 학교에 가기 전, 혹은 학교에서 쉬는 시간 동안 여러 번 자신의 목을 활동적으로 들썩거리게 하는 것입니다.

틱 장애 치료를 위해서는 무엇보다도 부모의 기다림과 인내심이 필요합니다. 틱 장애를 가진 아이보다 이를 바라보는 부모가 스트레스를 받는 경우가 많은데, 이는 결과적으로 아동에게 스트레스를 줍니다. 따라서 부모 또한 이완 활동을 함으로써 아동을 편안하게 바라볼 수 있도록 노력해야 합니다.

무엇이든 물어보세요

틱 장애 Q & A

Q. 틱 증상을 완치하는 것이 가능한가요?

A. 틱 장애 치료의 최종 목표는 완치보다는 최선을 다해 증상을 조절하는 것입니다. 틱 장애를 치료하는 방법으로는 첫 번째로 도파민의 수준을 낮추는 항도파민제를 사용하는 약물치료가 있고, 두 번째로 틱 장애를 완화시키는 행동 요법이 있습니다.

Q. 모든 아이들이 가끔씩 틱을 하지 않나요?

A. 맞습니다. 7~10세 사이의 어린이에게서 흔히 나타나며, 치료를 하지 않아도 대부분 저절로 사라집니다.

Q. 틱 장애는 시간이 지나면서 저절로 좋아지는 것 아닌가요?

A. 청소년기에서 성인기로 넘어가는 20대 초반에 틱 장애 증상이 저절로 없

어지는 경우는 20~30%에 불과해요. 나머지 아이들은 어른이 되어서도 틱 증상을 보일 수 있습니다.

Q. 어떤 약이든 부작용이 있기 마련인데, 틱 장애 치료에 반드시 약물을 사용해야 하나요?

A. 틱 장애는 치료를 받지 않으면 여러 가지로 고통받아요. 친구들에게 놀림을 받을 뿐만 아니라 자라서 사회생활을 하기도 어려워진답니다. 자존심에 상처를 입고 우울증에 빠질 수도 있지요. 따라서 틱 증상이 1년 이상 지속된 경우에는 약물치료를 받아야 합니다.

Q. 우리 아이가 이상한 소리를 내면 야단쳐야 하나요?

A. 틱 장애나 투렛 증후군을 가진 학생들은 자신이 내는 소리나 움직임을 조절할 수 없기 때문에 아이를 비난해서는 안돼요. 벌을 주거나 야단치는 것은 아무런 도움이 되지 않을 뿐 아니라 자존심에 상처를 주는 행동이지요. 일과성 틱을 보이는 경우 모른 체하는 것이 가장 좋은 방법입니다. 그냥 내버려두면 대부분 좋아지거든요. 부모는 자녀의 지나친 학업 스트레스를 줄이고 규칙적인 생활을 하게 하며, 적절한 운동을 권해야 해요. 또한 부모는 아이에게 틱 증상에 대해 야단치지 말아야 한다는 것을 명심해야 합니다.

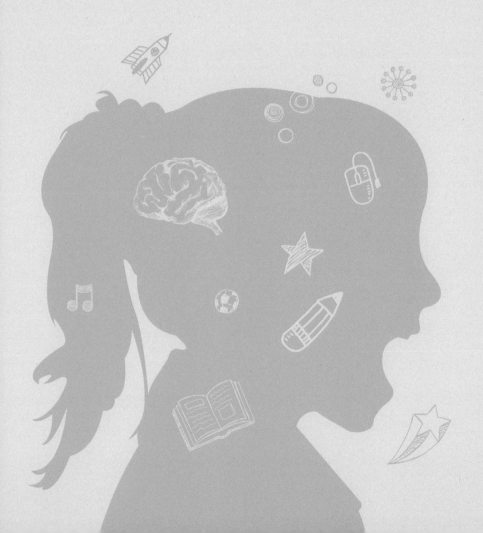

PART 5.

하루에도 수십 번 바뀌는 기분

시험 걱정으로
잠을 못 자요

걱정이 지나치게 많으면 불안 장애를 의심하라

사람은 누구나 걱정을 합니다. 어린 시절에는 어둠과 큰 소리, 그리고 낯선 사람을 두려워하고, 사춘기가 되면 시험, 대학 진학, 친구 관계, 자신의 외모에 대해서 불안해합니다. 이런 걱정과 불안은 모두 자라면서 생기는 정상적인 불안입니다.

하지만 실제로 있지도 않은 일이나 미래를 지나치게 걱정하며 불안해하는 것은 불안 장애로 고통받고 있는 상태라는 것을 의미합니다. 전문적인 측면에서 봤을 때 불안 장애란 '여러 상황과 활동에 대해 지나치게 비현실적으로 불안해하거나 걱정하는 상태가 최소 6개월 이상 지속되는 경우'입니다.

불안 장애

　불안 장애 학생이 느끼는 불안의 강도와 지속 시간은 그 상황과 맞지 않는 경우가 많습니다. 대부분의 학생들은 시험을 걱정하지만 불안 장애 학생은 시험을 보는 동안에도, 시험이 끝난 후에도 걱정합니다. 시험에 대해 끊임없이 걱정하고 자신의 성적이 나쁠 것이라고 항상 확신합니다. 따라서 불안 장애 학생은 자신의 시험 성적을 적절하게 평가할 수 없을 뿐만 아니라 좋은 성적을 받을 때조차도 걱정하고 불안해합니다.

　무대에 올라가서 바이올린을 손에 들었는데 갑자기 손이 움직이지 않았어요. 평소에는 누구보다 더 잘할 자신이 있었는데 팔이 말을 듣지 않아 연주를 완전히 망쳤어요.

　바이올린 연주 실력이 뛰어난 혜원(가명)이는 무대에서 연주를 할 때마다 불안 증상을 느낀다고 했습니다. 다른 사람들이 보기에는 훌륭한 연주였는데도 본인은 자신의 연주에 항상 불만이 많고, 불안 증상으로 제대로 연주를 하지 못했다고 느낍니다.

　전체 인구의 3% 정도가 불안 장애를 가지고 있고 그중 60% 정도가 여성입니다. 청소년보다는 성인에게 더 많이 나타나지만, 아동과 청소년에게 나타나는 경우 훨씬 더 심한 증상을 보입니다. 청소년이 불안 장애를 가지고 있으면 수업 능력이 현저하게 떨어지기 때문에 그 피해는 이루 말할 수 없을 정도로 심각합니다.

시험을 앞두고 걱정을 한다든지, 중요한 행사 전에 잠을 제대로 못 이루는 것은 예측 가능한 불안의 예입니다. 또한 적당한 불안은 모든 일을 성공적으로 마칠 수 있는 원동력이기도 합니다. '이 일을 꼭 마쳐야 해', '반드시 일등을 해야 해', '최고가 되어야 해'라고 생각하며 공부하는 학생들은 스스로 긴장을 만든다고 볼 수 있습니다.

자신을 적당한 불안 상태에 몰아넣는 학생들은 대개 학업 성취도가 높고 모범적인 학생인 경우가 많습니다. 따라서 부모나 교사는 과잉 성취적 행동에 대해 걱정하기보다는 오히려 이러한 태도를 반길 것입니다. 하지만 아이가 지나치게 불안해하고 이 때문에 일상생활에 지장을 받을 경우에는 전문가의 도움을 받아야 합니다.

청소년들이 겪는 일반적인 불안의 징후는 다음 행동들 중 한가지로 나타납니다.

- 새로운 것을 시도하기를 꺼리고 두려움 때문에 위험을 감수하려 하지 않는다.
- 머리와 옷차림에 신경 쓰느라 시간을 낭비한다.
- 손톱을 물어뜯고 몸을 앞뒤, 좌우로 흔든다.
- 테이블 밑에서 다리나 발을 강박적으로 움직이거나 종이를 잘게 찢는다.

- 식욕이 없고 사소한 일에도 잘 울며, 너무 많이 잔다.
- 사소한 문제에 예기치 않게 크게 반항한다.
- 음악을 크게 틀어놓고 어른들이 들어오지 못하게 방문을 잠근다.
- 부모가 불러도 반응을 보이지 않는다.
- 공상에 잠겨 오랜 시간 아무것도 하지 않는다.
- 맡은 일에 장시간 매달리지만 결국 끝내지 못한다.
- 결과에 절대 만족하지 않고, 맡은 일에 끝까지 전념하지 못한다.
- 부모 말을 듣지 않거나 부모를 지나치게 걱정한다.

시험 불안증

강남의 모 고교 3학년을 대상으로 실시한 조사에 따르면, 전교생의 50% 이상이 시험 불안 증상이 있는 것으로 나타났습니다. 시험 불안 증상은 개인별로 다양하게 나타나지만 일반적으로 '지나친 긴장형', '과불안형', '신체 증상형' 등 세 가지로 나타납니다. '지나친 긴장형'은 시험을 앞두고 아무 이유 없이 호흡이 가빠지고 숨을 쉬기 어려운 과호흡과 온몸이 굳고 오그라들어 제대로 움직일 수 없는 증상을 보입니다. '과불안형'은 지나치게 초조해하고 긴장하며 시험을 망칠 것이라는 안 좋은 생각을 계속해서 하는 경우입니다. 손발에 땀이 나고 소변이 자주 마려워 화장실을 들락거리고 배와 머리가 아픈 증상은 '신체 증상형'입니다.

　'시험 불안증'은 입시와 같은 중요한 시험을 앞두고 생기는 불안장애인데 예전에는 '고3병'이라고 불렀습니다. 시험 불안증 때문에 자신의 실력을 제대로 발휘할 수 없고 중요한 시험을 망치게 되기 때문에 이 또한 진단받고 치료하는 것이 중요합니다.

사회 공포증

　사회 공포증이란 주변 사람들이 자신을 주시하고 있다고 판단하고, 자신이 부끄럽고 당황스러운 행동을 하지 않을까 생각해 다른 사람들에게 말하는 것을 두려워하는 경우입니다.

　고등학생인 경환(가명)이는 "얼마 전 가족과 식사를 할 때 갑자기 얼굴이 붉어졌어요. 낯선 사람들과 밥을 먹을 때는 그런 경우가 있었지만 식구들 앞에서 얼굴이 붉어지는 것은 처음이라 걱정이 되어 병원을 찾았어요"라고 말했습니다. 경환이는 사람들이 자신을 나쁘게 판단할 것이라는 걱정 때문에 다른 사람들 앞에서 음식을 먹지 못했는데 이러한 증상이 점점 심해져서 가족 앞에서조차도 그런 증상이 나타난 것입니다.

　사람들은 누구나 수줍어합니다. 낯선 사람을 만나거나 대중 앞에서 연설하고, 예기치 않게 다른 사람의 시선을 받으면 대부분 긴장하고 수줍어합니다. 수줍음은 아동과 청소년에게 있어서 뜻밖의 상황에 직면할 때 나타나는 매우 자연스러운 반응입니다. 생활에 불편을 끼칠 정도로 심각하지 않으면 수줍음에 대해 특별히 걱정할 필요가 없습니다. 하지만 과도한 수줍음 때문에 생활에 피해가 생기면 '사회 공포증'이 있다고 봐야 합니다. 청소년기에 이르러 대학 진학과 장래 진로 등 사회적인 압박을 받을 경우 사회 공포증이 더욱 심해질 수 있습니다.

사회 공포증의 가장 핵심적인 문제는 지나친 자의식입니다. 지나친 자의식이란 다른 사람들이 자신의 결점에 대해 놀릴까 봐 두려워하는 것입니다. 다른 사람의 시선을 지나치게 의식하다 보니 두려움 때문에 다른 사람들에게 바보처럼 보일 것이라는 생각으로 행동을 함부로 할 수 없게 됩니다.

성인의 약 12%가 사회 공포증을 앓고 있으며 청소년기 학생의 약 1%가 사회 공포증을 보입니다. 많은 성인 사회 공포증 환자의 증상은 대개 청소년 시기에 나타나므로 이 질환이 성인기로 이어지기 전에 미리 치료하는 것이 중요합니다.

사회 공포증이 있을 경우, 사람과의 관계를 지나치게 두려워하기 때문에 일상적인 대인 관계를 계속해서 회피하려고 합니다. 다른 사람들 앞에서 말하거나 무엇인가를 먹거나 공공장소에서 쓰기와 말하기를 하지 않으려 합니다. 대부분의 문제는 오래전부터 있어왔지만 사회 공포증 때문에 공부나 사회생활을 더 이상 할 수 없을 정도가 되어서야 병원을 찾습니다. 사회 공포증을 너무 사소하게 생각하면 평생 큰 피해를 볼 수 있다는 점을 명심해야 합니다.

불안하면 머리와 배가 아프다

불안 장애가 있는 청소년들은 두통과 복통, 불면증과 전신의 피로감 같은 신체적인 증상 때문에 소아과나 내과를 찾습니다. 하지만 병원에서 모든 검사를 받아도 원인을 발견하지 못해 마지막으로 소아청소년 정신건강의학과를 찾아옵니다. 신체적인 증상이 없는데 두통이나 복통을 느끼는 것이 아니라, 불안에 따른 스트레스로 아픈 것입니다.

불안 장애 학생은 항상 결과에 대해 걱정하고, 자신이 제대로 하고 있는지 끊임없이 확인하면서도 안심하지 못하는 완벽주의적인 태도를 보입니다. 그리고 과도하게 모든 것에 대해 걱정하고 피곤해하며 초조한 모습을 보입니다. 실제로 밤에 잠을 제대로 못 자는 경우가 많기 때문에 산만해 보이기도 합니다. 학교생활이나 친구 관계에서 지나치게 신중하고 까다로우며 쓸데없는 요구를 많이 하는 학생으로 여겨지기도 합니다. 이런 지나치게 완벽한 태도와 자신에 대한 걱정으로 불안이 생기고 그 불안은 스트레스가 되어 두통과 복통으로 나타나는 것입니다.

불안하면 노르에피네프린 수치가 높아진다

　불안 장애가 있는 사람들은 뇌신경전달물질인 노르에피네프린 수준이 매우 높게 나타납니다. 노르에피네프린은 스트레스를 받을 때 분비되는 신경전달물질로 여러 가지 신체 증상을 일으키는데 심박 수가 증가하고 손발에 땀이 나고 집중력이 떨어집니다.

　사회 공포증이 있는 아이의 뇌는 대부분 노르에피네프린 수치가 높은 반면 세로토닌 수치는 낮게 나타납니다. 불안을 쉽게 느끼는 동물들에게 세로토닌을 투여하면 편안해하는 것을 볼 수 있습니다.

　어떤 아이들은 태어날 때부터 지나치게 수줍어합니다. 과도한 수줍음은 유전이며 어떤 학생들은 유전적으로 사회 공포증에 취약한 상태에 있습니다. 사회 공포증은 선천적인 요소에도 영향을 받지만 부모의 잘못된 양육 태도도 그 원인이 될 수 있습니다. 만약 부모가 자녀의 심적 고통을 알아차리지 못한다면 아이는 자라면서 더욱 불안을 느끼고 또 사회적인 접촉을 피하게 될 것입니다. 한편 지나치게 수줍음이 많은 자녀를 둔 부모는 그 아이를 보호하기 위해 사회적인 상황에 덜 노출시킬 가능성이 있습니다. 아이는 결국 사회적 상황에서 긴장 푸는 법을 배우지 못해 시간이 지날수록 더 불안해할 수 있습니다.

편안하게 대하라

'심호흡 요법'과
'시각적 심상 요법'

불안 장애에 가장 좋은 치료는 약물치료를 병행한 인지행동치료입니다. 인지행동치료는 모든 불안 장애에 효과적이며 약물치료와 함께 시행하면 훨씬 더 빨리 회복됩니다. 약물치료로 항불안제를 사용하면 불안을 완화하고 인지행동의 치료 효과도 높일 수 있습니다.

불안 장애 치료를 위한 인지행동치료는 목표가 뚜렷해야 합니다. 아이가 걱정하는 것이 무엇인지 파악하고, 자신이 느끼는 두려움에 관해 알아내며, 그 두려움에 맞서 걱정을 없애기 위해 노력하게 합니다.

긴장을 완화하는 데 가장 자주 활용하는 두 가지 이완 요법은 '시각적 심상'과 '심호흡 운동' 요법입니다. 시각적 심상 요법이란 두려운 상황에 처한 자신을 상상한 다음 그 두려움을 극복하는 모습을 도출해내는 것으로, 심호흡 운동과 시각적 심상 요법은 거의 항상 함께 활용합니다. 예를 들면, 시험 불안증이 심한 아이에게 시험 보는 상황을 상상하게 합니다. 긴장을 풀게 한 다음 편안한 마음으로 시험 보는 장면을 상상하게 하고 "난 충분히 공부했어", "난 내 능력을 충분히 발휘하고 있어" 같은 긍정적인 혼잣말을 반복하도록 하는 것입니다. 인지행동치료에 몰입하면 처음에는 실제 시험 상황과 똑같은 불안을 느끼지만 반복할수록 자기암시와 불안

감소로 편안한 상태가 됩니다.

시험 불안증에 가장 빈번하게 처방되는 약물은 베타 차단제인 인데랄입니다. 인데랄은 고혈압 치료에도 쓰이는 약물로 노르에피네프린 증가에 따른 두통, 복통, 빠른 심장 박동, 손발의 발한증에 빠른 효과가 있습니다. 시험 보기 한 시간 전에 필요한 만큼 투여하면 되는데, 대개 소량으로도 시험 불안증에 놀라운 효과를 보이기 때문에 무대 공포증과 같은 수행 불안에도 소량의 인데랄을 복용하면 불안감이 사라지고 맑은 정신으로 연주를 할 수 있습니다.

부모는 자녀를 편안하게 대해야 한다 불안 장애 학생은 얼핏 보면 모범적이며 성실하기 때문에 병원을 늦게 찾는 경우가 많습니다. 불안 장애 아이의 부모들 중에는 능력이 뛰어나고 사회적으로 성공한 전문직 종사자가 많습니다. 이런 부모들은 자녀가 자신들처럼 성공해야 한다고 생각하기 때문에 아이에게 견딜 수 없을 정도로 부담을 주기도 합니다. 자녀의 무능력이 곧 자신의 무능력이라고 생각해 자녀를 심하게 압박하기 때문에 아이의 불안은 더욱 심해질 수밖에 없습니다.

부모는 자녀가 자신감과 안정감을 느낄 수 있게 도와주어야 합니다. 이것은 부모와 자녀 사이에 어느 정도의 거리를 유지하는 것을 의미합니다. "시험 잘 보았니?", "공부 더 열심히 했니?", "성적은 얼마나 올랐니?"와 같이 성과에 관한 질문만 한다면 아이의 불안은 더 심해질 것입니다.

　불안 장애 학생은 부모가 자녀들에게 좋은 의도로 하는 "중학교 때부터 어떻게 공부하는지가 매우 중요해. 중학교 때 성적이 좋아야 가고 싶은 대학에 들어갈 수 있어"라는 식의 말을 극도로 심각하게 받아들입니다. 엄격한 부모보다는 배려심이 많은 부모가 불안 증상을 가진 아이에게 훨씬 더 도움이 됩니다.

불안 장애

		그런 일이 거의 없다	때때로 그렇다	자주 그렇다
1	실수하지 않을까 걱정된다.	1	2	3
2	울고 싶다.	1	2	3
3	불행하다고 느낀다.	1	2	3
4	결심하기 어렵다.	1	2	3
5	자신의 문제를 직접 해결하기가 어렵다.	1	2	3
6	걱정이 너무 많다.	1	2	3
7	집에 있으면 마음이 편치 않다.	1	2	3
8	부끄러움이 많다.	1	2	3
9	고민이 많다.	1	2	3
10	쓸데없는 생각이 나를 괴롭힌다.	1	2	3
11	학교생활에 대해 걱정한다.	1	2	3
12	무엇을 할지 결정하기가 어렵다.	1	2	3
13	심장이 빨리 뛰는 것을 느낀다.	1	2	3
14	남이 모르는 두려움이 있다.	1	2	3
15	부모님에 대해 걱정한다.	1	2	3
16	손이 땀에 젖는다.	1	2	3
17	앞으로 일어날지도 모르는 일에 대해 걱정한다.	1	2	3
18	밤에 잠들기가 어렵다.	1	2	3
19	배 속에 이상한 느낌이 들 때가 있다.	1	2	3
20	남들이 나를 어떻게 생각할지 걱정된다.	1	2	3

위와 같은 증상이 있는지 직접 체크해본다. 38점 이하이면 정상 범위, 39~42점이면 불안 수준이 약간 높은 상태, 43~46점이면 불안 수준이 상당히 높은 상태로 전문가의 상담 필요, 46점 이상이면 불안 수준이 매우 높은 상태로 정신과적 전문 치료가 필요하다.

불안 장애 넘어서기

이완하기

- 주먹을 꼭 쥐었다가 천천히 펴기
- 눈을 세게 감았다가 살며시 풀기
- 입을 크게 벌렸다가 입술이 살짝 벌어질 정도로 편하게 풀기
- 다리를 뻗은 상태에서 발가락을 무릎 쪽으로 당겼다가 펴기
- 발가락을 아래쪽으로 말았다가 천천히 펴기
- 복식호흡하기
- 천천히 숨 고르기
- 조용한 음악 듣기
- 단전호흡, 요가, 스트레칭, 규칙적인 운동하기

상상하기

신체적으로 이완되어 있는 상태에서 긴장을 풀고 불안을 유발하는 상황을 상상합니다. 시험 불안증 청소년은 편안한 마음으로 시험을 치르는 장면을 상상하고 생생하게 묘사하며 "난 충분히 공부했어. 난 내 능력을 발휘하고 있어"와 같은 긍정적인 혼잣말을 되풀이하도록 합니다. 처음에는 시험 때와 같은 불안을 느끼지만 반복할수록 불안이 줄어들어 편안한 상태가 됩니다. 또한 불안감을 주는 상황들을 그 불안감의 강도에 따라 차례로 배열하고, 긴장이 완전히 완화된 상태에서 그 상황들을 약한 것부터 차례로 상상해봅니다. 어렸을 때 강아지에 물린 경험이 있어 강아지를 무서워하는 경우 강아지

사진 보기 → 강아지 영상 보기 → 강아지가 등장하는 영화 보기 → 실제 강아지 보기 → 강아지 만져보기의 순서로 불안을 완화시킵니다.

잘못된 생각에 반박하는 혼잣말하기

"불안하면 절대 안 돼"라고 하면 안 됩니다. '반드시 ~해야 한다', '절대로 ~해서는 안 된다'라는 생각은 감정이나 행동을 심하게 억압해 압박감, 죄책감, 분노를 느끼게 할 수 있기 때문입니다. 따라서 "누구나 이런 상황에서는 긴장할 수 있어. 적당한 긴장이나 불안은 일을 더 잘해낼 수 있는 에너지가 되기도 해"라고 혼잣말을 해봅니다.

문제 해결 브레인스토밍

아이들은 걱정이 되는 상황에 직면하면 문제에 압도당해 객관적인 시각을 잃기 쉽습니다. 따라서 여러 가지 대처 방법을 차분히 생각하고 그중 본인이 생각했을 때 가장 좋은 방법을 선택하도록 합니다.

커피, 홍차 등 카페인이 들어 있는 음식 줄이기

카페인은 불안 증상을 악화시키기 때문에 커피나 홍차는 되도록 먹지 않습니다.

불안 장애 Q & A

Q. 우리 아이는 항상 걱정과 두려움이 많고 불안해합니다. 제가 잘못 키워서 불안 증상이 생긴 걸까요?

A. 부모가 지나치게 자신을 책망하는 것은 자녀에게 좋지 않습니다. 불안 장애란 생물학적으로 예민하게 태어나거나 경험 때문에 생기는 것이니까요. 아이들은 자기 스스로 조절할 수 없다고 느끼면 어떤 상황에서든 불안해합니다. 부모의 걱정이 전염될 수 있으므로 지나친 자책은 금물입니다.

Q. 우리 아이가 불안 장애를 앓고 있다면 부모로서 어떻게 도와주어야 하나요?

A. 우선 전문가와 상의해 증상이 얼마나 심한지, 어떤 행동과 반응을 보이는지 알아야 합니다. 불안 증상이 얼마나 오랜 기간 지속되었는지를 아는 것도 중요하지요.

Q. 아이가 불안 장애가 있다면 집에서는 어떻게 해야 하나요?

A. 학교에 가기 싫어하는 '분리 불안 장애'나 남 앞에서 말을 하지 않는 '선택적 함구증'은 6~9세 사이의 아동에게 흔하게 나타납니다. 또한 '불안 장애'와 '사회 공포증'은 초등학교 고학년과 사춘기에 많이 나타납니다. 불안 장애를 제대로 치료하지 않으면 사회적으로 위축되어 친구 관계도 나빠지고 공부에도 지장을 받아 학교 성적도 떨어지지요. 그리고 이런 것들 때문에 자존감도 낮아집니다.

불안 장애는 약물치료와 인지행동치료를 통해 쉽게 치료할 수 있는 문제입니다. "시험은 잘 보았니? 성적을 더 올려 좋은 대학에 들어가야 한다"라고 말하는 것은 불안 장애 자녀에게 도움이 되지 않아요. 오히려 "시험 본다고 고생했지?"와 같은 말로 자녀가 걱정에서 벗어날 수 있도록 편안하게 해주는 것이 중요합니다. 흥분하고 긴장한 아이 마음을 위로의 말로 충분히 편하게 해줄 수 있답니다.

같은 행동을 여러 번 반복해요
멈출 수 없는 아이들

같은 행동을 반복해서 한다면 강박 장애를 의심하라

어린 시절 자신만의 어떤 의식적인 행동을 하거나, 이렇게 하면 운이 좋아진다고 믿는 것은 지극히 정상입니다. 길을 걸으면서 길가에 있는 나무의 숫자를 센다든지, 길에 놓인 블록에 금이 간 부분을 밟지 않는다든지 하는 것은 어린 시절 누구나 경험하는 의식적인 행동입니다.

아동기에 아이들은 친구들과 게임을 할 때 놀이 규칙을 잘 지킵니다. 친구가 그 규칙을 어기면 잘못된 행동으로 여기고 매우 화를 냅니다. 또한 초등학생 때는 취미를 갖기 시작하고, 동전, 카드, 인형 등을 모읍니다. 이런 잡동사니를 모으는 취미에 몰두하는 것 역시 지극히 정상적인 행동입니다. 다시 말해, 취미 생활이나 물건

수집 등에 지나치다 싶을 정도로 집중하는 행동은 어린 시절 누구나 경험하는 것입니다.

의식화된 미신적인 행동은 아이들뿐 아니라 어른들에게도 불안감을 해소하는 수단이 됩니다. 행운의 숫자를 찾는다든지, 불운을 의미하는 숫자 혹은 4를 피하는 것과 같은 행동을 통해 불안을 없애고 안정을 찾으려고 합니다.

나이와 상관없이 사람들은 틀에 박힌 일상생활을 비교적 편안하게 하지만 집을 나오면서 문을 잠근 것을 몇 번이나 확인하거나, 출근 후에도 가스 불을 잠그지 않았다고 생각하고 다시 집에 가서 확인하는 것처럼, 보통 사람들보다 더 강박적인 행동을 하는 사람들도 있습니다.

강박적인 생각과 충동적이고 반복적인 행동 때문에 정신적으로 힘들어지고 일상생활에 지장이 생길 정도로 심해지면 강박 장애로 진단 내리게 됩니다.

강박 장애

강박 장애란 어떤 생각을 강박적으로 반복하거나 어떤 행동을 본인의 의지와 상관없이 병적으로 반복하는 불안 장애입니다. 강박 장애는 10세 무렵에 가장 많이 나타나고, 강박 장애를 앓는 어른들은 대부분 아동기나 청소년기에 이 문제가 이미 시작된 경우가 많습니다. 강박 장애가 있는 성인의 50% 이상이 15세 이전부터 강박 증상이 있었던 것으로 조사되었으며, 불안 장애는 여학생들에게 많은 반면 강박 장애의 경우에는 남학생이 2배 정도 많은 것으로 나타났습니다.

강박적인 사고는 본인은 생각하고 싶지도 않은데 자신도 모르게 계속해서 같은 생각을 반복적으로 하는 것입니다. 청소년들에게 흔히 보이는 강박사고는 오염에 대한 공포로, 세균, 배설물, 신체 분비물, 화학물질 등을 아주 싫어하고 이들에 오염되었다고 걱정합니다. 이런 오염에 대한 집착 때문에 자주 손을 씻는 행동을 보입니다. 특히 최근 조사에 따르면 청소년들 사이에 에이즈에 대한 강박사고가 증가하고 있고, 청소년 강박 장애 환자 중 50% 정도가 에이즈를 포함해 성병 감염을 걱정하고 있습니다.

또 다른 흔한 강박사고로는 질병과 죽음에 대한 공포가 있습니다. 강박 장애를 가진 청소년들은 다치는 것과 질병, 죽음에 대해 공포를 느낍니다. 이런 공포는 자신과 가족이 다칠 수도 있다는 걱정으로 이어져, 해를 당할까 봐 몹시 두려워합니다.

청소년들은 숫자에 대한 강박사고도 가지고 있는데 이는 특히 남자아이들에게 많으며, 어떤 수는 안전하게 생각하는 반면 다른 수는 나쁘다고 생각합니다. 벽에 머리 열 번 찧기, 연필 스무 번 돌리기 등 특정 숫자를 반복해 세는 강박 때문에 주어진 수만큼 행동을 반복합니다.

종교에 얽매인 청소년들이 강박 장애 증상을 가지면 자신이 어떤 나쁜 일을 하게 될지도 모른다는 두려운 생각을 하게 됩니다. 자신들이 종교적으로 끊임없이 죄를 짓고 있다고 믿고, 하느님께 불경한 태도를 보인 죄에 대해 자신을 벌할 또 다른 방법을 찾으려고도 합니다.

강박 행동은 이런 강박사고에 대한 반응으로 나타납니다. 강박 장애가 있는 청소년의 약 80%에게서 보이는 행동은 '씻기'와 '청결하게 하는 의식'이며, 그중에서도 손 씻기와 확인하기가 가장 흔하게 나타납니다. 자신이나 가족이 해를 입을 것 같은 공포 때문에 문, 창문, 전등 스위치, 전기 제품, 수도꼭지를 반복적으로 확인합니다. 문이 실제로 잠겼는지 의심하는 것도 흔한 강박 행동으로, 이는 사춘기 학생에게 심각한 문제를 일으킵니다. 반복해서 확인하는 행동 때문에 공부에 집중하지 못하고 한 시간이면 완성할 수 있는 과제를 열 시간이 걸려도 하지 못하게 됩니다.

강박 장애가 있는 청소년들은 자신이 옳다고 느낄 때까지 특이한 방식으로 앞뒤로 걸어 다니기, 의자에서 앉았다 일어났다 하기, 현관문을 들락거리기 같은 반복적인 행동을 합니다. 이런 행동은 학교에서 더 문제가 되는데, 반복해서 질문하기, 문장 읽고 또 읽기, 연필 여러 번 깎기, 단어 반복해서 쓰기, 공책에 구멍 날 때까지 글자 지우기 등의 행동으로 나타날 수 있기 때문입니다. 이는 학습에도 지장을 줍니다.

이 외에도 물건을 정리할 때 대칭과 정확성에 강박적인 행동을 보이는 경우가 있습니다. 신발 끈 양쪽을 똑같이 매거나 일정한 보폭으로 걷거나 말을 할 때 음절에 같은 강도를 주거나 하는 행동이 그 예입니다.

일반적으로 10세 때부터 강박 증상이 생기는 경우가 많지만 부모들은 바로 알아차리지 못합니다. 부모들은 아이가 손을 지나치게 자주 씻거나 시험 성적이 떨어지는 등 강박 행동이 오래 지속될 경우 뒤늦게 심각한 문제가 있다는 것을 알게 됩니다.

강박 장애 청소년은 증상을 숨기는 경우가 많다

강박 장애를 가진 사춘기 학생들은 본인의 생각이나 행동이 논리에 맞지 않다는 것을 잘 알고 있습니다. 그리고 다른 사람들에게 바보 같아 보인다는 것을 알기 때문에 수치심을 느껴 자신의 증상을 숨기는 경우도 많습니다.

강박 장애 아이는 병원에 와서 자기 생각을 얘기할 때도 반복해서 말을 하거나 지나치게 꼼꼼하게 표현하려고 합니다. 따라서 면담 시간이 길어지는 경우가 많습니다.

아이에게 어떤 유쾌하지 않은 생각 때문에 괴로운 적이 있는지,

무서운 사건이 일어날 것 같아 걱정을 많이 하는지, 원치 않는 충동에 따라 행동할 것 같은지, 어떤 무의미한 행동을 반복적으로 하는지를 질문해 강박 증상을 체크해야 합니다.

강박 장애 뇌에는 세로토닌이 부족하다

강박 장애 환자의 경우 뇌 검사를 했을 때 대뇌의 기저핵과 전두엽의 상호 연계에 문제가 있는 것으로 나타났습니다. 이 상호 연계에는 세로토닌이라는 신경전달물질이 작용합니다. 따라서 뇌에 세로토닌이 부족할 경우 강박 장애가 발생한다는 것을 알 수 있습니다. 세로토닌을 증가시키는 약물이 강박 장애를 치료하는 데 상당히 효과적인 것도 이 사실을 뒷받침합니다.

강박 장애는 유전성이 강한 질환으로 강박 장애 청소년의 20%는 가족 중 한 명이 강박 장애가 있는 것으로 나타났습니다. 처음에는 강박 장애에 대한 가족력이 전혀 없다고 말하던 부모들도 나중에는 본인이 얼마나 청결을 중요시하고 꼼꼼한 성격인지에 대해 이야기하는 경우가 많습니다.

강박 장애는 틱 장애와 관련된 가족력도 보입니다. 부모가 강박 장애를 가진 경우 자녀가 틱 장애를 보일 수 있고 부모에게 틱 장애가 있으면 자녀에게 강박 증상이 나타날 수 있습니다.

인내심을 가지고 지지하라

강박 장애는 열심히 치료하면 예후가 좋다　　현재 실시하고 있는 강박 장애에 대한 치료는 약물치료와 인지행동치료를 병행하는 것입니다. 강박 장애를 가진 아이들은 심한 불안을 겪는데 이에 대해서는 '세로토닌 결핍 가설'에서 보여주는 바와 같이 선택적 세로토닌 재흡수 억제제(SSRI)를 통한 약물치료가 필요합니다.

인지행동치료는 소아·청소년의 여러 가지 문제 행동 치료에 도움이 되는데, 먼저 행동을 바꾸도록 한 뒤에 생각과 감정을 변화시키는 방식입니다. 이는 강박 장애를 치료할 때 더욱 효과적이며, 여러 가지 치료법 중 주로 '노출'과 '반응 차단' 기법을 사용합니다.

노출 기법은 어떤 두려운 대상에 오래 접촉하면 불안이 점차로 줄어든다는 사실에 근거하는 방법으로, 예를 들어 세균에 대한 강박 장애가 있는 아이들에게 불안이 사라질 때까지 세균 덩어리라고 믿는 물건을 계속 만지도록 하는 것입니다. 이렇게 반복적으로 노출되는 동안 불안이 점차 사라지고 접촉을 더 이상 두려워하지 않게 됩니다.

노출 기법으로 효과를 거두기 위해서는 '반응 차단' 기법을 함께 사용해야 하는데, 예를 들면 세균에 지나치게 집착하는 환자들에게 이에 대한 의식적인 행위인 손 씻기를 금지하는 것입니다. 이 기법은 강박 장애를 가지고 있는 학생에게 불안과 반응 행동 사이의 연관성을 없애도록 하는 것입니다. 이때 약물치료와 병행하면 더욱 큰 효과를 볼 수 있습니다.

강박 장애에 대한 치료 효과는 매우 좋은 편이며 약을 복용하면 거의 대부분 완치됩니다. 하지만 재발이 많기 때문에 주의해야 하고 다른 장애와 마찬가지로 강박 장애도 조기에 발견해 치료할수록 더 좋은 결과를 얻게 됩니다. 증상이 오래되면 바람직하지 않은 행동이 습관이 되어 치료가 어려울 수밖에 없습니다.

치료하지 않고 방치하면 강박 장애를 가진 아이들은 사실상 어떤 생활도 하지 못하게 됩니다. 증상이 악화되면 학교생활을 제대로 할 수 없고 학습적인 면에서나 친구와의 관계에도 심각한 문제가 생깁니다. 강박 장애 아이는 강박 증상 때문에 자존감을 잃고 자신이 서서히 미쳐가고 있다고 생각합니다.

부모는 인내심을 가져야 한다 강박 장애를 가진 자녀를 둔 부모가 알아야 할 가장 중요한 사실은 강박 장애는 분명한 뇌 질환이라는 것입니다. 아이들이 강박 장애를 가지고 있으면 많은 부모가 좌절하거나 혼란스러워하고 자녀를 어떻게 도와야 하는지 모르는 경우가 대부분입니다.

자녀가 강박 장애를 앓고 있다면 부모들은 강박 장애의 원인과 치료에 대해 더 많은 공부를 하는 것이 아주 중요합니다. 강박 장애를 잘못된 습관이나 좀 더 노력하면 고칠 수 있는 병으로 생각해서는 절대 안 됩니다. 오히려 '뇌라는 컴퓨터가 잘못되어서' 딸꾹질이 계속 나오듯이 자신도 모르게 반복적인 행동을 한다는 것을 알아야 합니다. 고장 난 컴퓨터가 엉터리 신호를 보내 불필요한 생각을 계속하게 만드는 것이 강박사고입니다.

부모들의 비판적인 태도는 강박 장애 증상을 더 악화시킵니다. 인내심을 가지고 자녀의 강박 장애 증상을 없애는 데 도움을 주어야 합니다. 강박 장애 증상을 가진 자녀에게 강박 행동을 멈추라고 말하는 것은 도움이 되지 않을 뿐 아니라 아이 스스로 대응할 수 없기 때문에 아이의 기분만 나빠질 뿐입니다. 대신 자녀가 강박 장애 증상에 저항하려고 노력을 할 때는 칭찬해주고, 긍정적인 태도를 보이면 용기를 북돋아주어야 합니다.

강박 장애는 집중력을 떨어뜨려 공부에 방해가 됩니다. 따라서 학교생활에 심각하게 영향을 미치거나 학교 성적에 문제가 생길 경우 선생님께 알려 도움을 요청해야 합니다. 학교 선생님들도 강박 장애가 어떤 질환인지 이해해야 하는데, 강박 장애에 따른 행동은 스스로 통제할 수 없다는 점을 알아야 합니다. 학생의 행동을 나쁜 행동으로 간주해 벌을 주어서는 절대 안 됩니다.

강박 장애

1 에이즈와 같은 심각한 병에 걸린 듯한 생각이 든다.

2 물건을 정렬하거나 순서대로 정리하는 데 과도한 관심이 있다.

3 죽음에 대해 생각하거나 무서운 생각이 든다.

4 개인적으로 받아들이기 어려운 종교적, 혹은 성적 생각을 한다.

5 불이 나거나 도둑이 들 것 같다.

6 지나가는 사람이 자동차에 치일 것 같거나, 자동차가 언덕에서 굴러 떨어질 것 같다.

7 병이 퍼질 것 같다.

8 가치 있는 어떤 것을 잃을 것 같다.

9 내가 조심성이 없기 때문에 사랑하는 사람이 해를 입을 것 같다.

10 사랑하는 사람을 해칠 것 같은 충동을 느낀다.

11 과도한 씻기, 청결 행동 및 손질을 한다.

12 전등, 수돗물, 난로 혹은 응급 제동기를 반복해서 확인한다.

13 숫자 세기, 정리하기, 같은 물건을 제자리에 두기 등에 집착한다.

14 쓸모없는 물건을 모으고, 쓰레기를 버리기 전에 다시 확인한다.

15 일상적인 행동을 정해진 수만큼 반복하거나 옳다고 느껴질 때까지 반복한다.

16 사물이나 사람을 만지고 싶은 마음이 든다.

17 편지를 다시 읽고 쓰거나, 봉투에 풀을 붙이기 전에 내용을 반복적으로 확인한다.

18 병의 징조를 살피기 위해 신체를 세심하게 살핀다.

19 불길한 사건 및 불유쾌한 생각과 관련이 있는 특정한 색깔, 숫자를 피한다.

20 자신이 말한 것이나 행동에 대해 위안을 받기 위해 반복적으로 물어본다.

위와 같은 증상이 있는지 직접 체크해본다. 20개의 항목 중 10개 이상에 체크했다면 강박 장애 가능성이 높으므로 전문가의 도움이 필요하다.

강박 장애 넘어서기

강박사고를 억누르지 마라

강박사고는 자꾸 억누르려고 하면 더 강하게 튀어 오르므로 걱정되고 의심이 들더라도 그대로 둡니다. 떠오르는 강박적 생각에 대해서는 너무 집착하거나 걱정하지 말고 내버려둡니다.

노출과 차단으로 강박사고를 감소시켜라

강박사고와 강박 행동을 감소시키는 여러 가지 행동 전략이 있는데, 그중 가장 효과적이고 많이 사용하는 방법은 인지행동치료인 '노출법'과 '반응 차단법'입니다. 세균에 오염될 것을 두려워하는 은비(가명)는 문손잡이를 잡지 않고, 악수도 나누지도 않으며, 하루에 40회도 넘게 손 씻는 행동을 보였습니다. 은비의 부모님은 전문가와 상의해 인지행동요법을 받기로 결정했습니다. 행동치료를 위해서 은비에게 먼저 더러워 보이는 문손잡이를 만지도록 한 다음(1단계: 노출) 몇 시간 동안 손을 씻지 못하게 하는(2단계: 반응 방지) 방식으로 진행되었습니다.

일반적으로 치료 과정 중에 불안이 증가하는 경험을 하게 되고, 이런 어려운 자극이나 불안들을 잘 견뎌냈다는 자신감이 쌓이면서 스스로 증상들을 조절하고 줄여나갈 수 있게 됩니다.

가족이 해야 할 일

- 강박 장애를 가진 사람의 행동은 절대 고의가 아니므로, 이러한 행동에

대해 비난하거나 꾸지람하지 말아야 하며, 강박 장애에 저항하려고 노력하는 모습을 보이면 격려해주어야 합니다.

- 강박 장애를 가진 아이는 자신이 다른 사람을 오염시키지 않았는지 상대방에게 확인하고 안심을 얻으면 일시적으로 편안해하지만, 시간이 조금 흐른 후에는 강박적인 염려가 심하게 되살아납니다. 반복해서 괜찮다고 말하며 자녀를 안심시키는 것은 일시적으로 효과가 있지만 장기적으로는 아이에게 도움이 되지 않는다는 것을 알아야 합니다.

- 강박 장애를 가졌다고 해서 무조건 안심시키기보다 강박 장애를 극복할 수 있도록 적극적으로 도와주어야 합니다. 가족이 서로 상의해서 지킬 수 있는 약속에는 어떤 것이 있을지 함께 의논해보는 것도 좋습니다.

무엇이든 물어보세요

강박 장애 Q & A

Q. 강박 장애는 어떻게 치료하나요?

A. 강박 장애는 약물치료와 인지행동치료를 병행해서 하는 것이 가장 효과적이지요. 아주 초기인 경우는 인지행동치료만으로도 효과를 거둘 수 있지만 증상이 심각하거나 오래된 경우는 약물치료를 병행해야 해요. 다른 문제와 마찬가지로 조기 발견과 치료가 중요하지요. 강박 장애는 보통 10세 전후로 발생하고 남자아이에게 많이 나타납니다. 만약 아이가 반복적으로 손을 씻고 확인하는 행동을 보인다면 강박 장애를 의심해야 해요.

Q. 강박 증상이 심하면 부모가 어떻게 도와주어야 하나요?

A. 강박 증상은 일단 나타나면 저절로 사라지기보다는 증상이 변하면서 지속적으로 발생하는 경우가 많습니다. 손을 계속해서 씻다가 나중에는 가스 불을 온종일 반복해서 체크하기도 합니다. 나타나는 증상이 무엇이든 상관없이 인지행동치료와 같은 방식으로 증상을 없애도록 노력해야 합니다. 강박 증상은 초등학교 고학년 때에 가장 많이 나타나고, 이때 제대로 치료를 받지 못하면 어른이 되어서도 이러한 버릇이 남기도 합니다. 심한 경우 병원에서 6개월 이상의 약물치료를 받는 것이 필요할 수 있습니다.

Q. 부모가 반복적인 행동을 하지 말라고 하면 안 되나요?

A. 단순히 반복적인 행동을 하지 못하게 하면 오히려 강박 증상이 악화됩니다. 본인도 강박 증상이 조절되지 않아 불안을 느끼고 있는데 부모가 그 행동에 대해서 지적하면 더 불안해지기 때문입니다. 부모가 계속 주의를 주는 것도 문제를 악화시킵니다. 바람직하지 않은 강박 행동을 없앨 수 있는 방법을 부모도 알고 있어야 합니다. 인지행동치료를 공부해 집에서도 인지행동치료와 같은 방식으로 아이를 도와주어야 합니다. 자녀의 강박 증상이 조금이라도 나아지거나 아이가 강박 증상을 이겨낸다면 이에 대한 칭찬과 보상을 아끼지 말아야 합니다.

자꾸만 화가 나고
아침에 눈뜨기 힘들대요

감정 기복이 심하면 우울증을 의심하라

사춘기에는 감정 기복이 심해지는 것이 일반적입니다. 하지만 지나친 짜증, 심한 변덕, 과도한 수면, 친구를 만나지 않으려는 행동 등은 우울증의 신호라고 보아야 합니다. 우울증에 걸리면 아이는 우울한 감정을 최소 2주 이상 보이고, 집중력이 떨어지며, 현저한 피로를 호소하게 됩니다. 모든 것이 소용없다고 말한다거나 먹지 않고 잠만 자거나 반대로 너무 먹기만 하는 등 식욕 장애와 수면 장애를 보인다면 전문적인 도움을 받아야 합니다.

우울증

우울증은 전 세계에서 가장 흔한 정신장애입니다. 살아가면서 누구나 어느 시기에 심각하게 우울해질 수 있습니다. 우울증은 전 세계적으로 빠른 속도로 증가하고 있어 전문가들은 2020년경에는 암에 이어 두 번째로 흔한 질병이 될 것으로 예상하고 있습니다.

최근 진행된 사춘기 우울증 관련 조사에 따르면 사춘기 아이가 있는 부모 중 2% 정도만이 자신의 아이에게 우울증이 있다고 답했습니다. 반면, 청소년에게 직접 조사했을 때는 7% 정도가 우울증이 있는 것으로 나타났습니다.

하루 종일 비가 왔어요. 그래서 우울해졌어요.

친구랑 싸웠어요. 굉장히 우울했어요.

아무것도 아닌 일로 부모에게 꾸중을 들었어요. 너무 기분이 나빠 죽고 싶었어요.

아이들은 모두 이런 말을 흔하게 하지만 우울증이란 단순히 기분이 좋지 않은 상태가 아닙니다. 사춘기 우울증은 매우 뚜렷한 증상이 있고 이에 따른 적극적인 치료가 꼭 필요합니다.

기분 부전 장애에 시달리는 청소년들도 있는데 기분 부전 장애란 우울증보다 약하지만 더 만성적인 형태로 나타나는 문제입니다. 비유를 하자면, 기분 부전 장애는 약간의 미열과 가벼운 두통을 동반한 만성적인 감기라 할 수 있고 우울증은 바이러스에 완전히 감염되어 항생제 치료가 필요한 폐렴에 비유할 수 있을 것입니다. 기분 부전 장애 청소년은 늘 침울해하며 기뻐하는 모습을 거의 보이지 않습니다.

부모의 말에 따르면 열여섯 살인 명훈(가명)이는 인생에서 재밌는 일이 전혀 없는 것처럼 보인다고 합니다. 공부를 잘하는 것이 중요하다고 생각해 최선을 다해서 좋은 성적을 받아도 명훈이는 그 성과에 대해 전혀 기쁨을 느끼지 못하는 것처럼 보였습니다. 침울하지는 않았지만 삶에 대한 열정이 보이지도 않았습니다.

기분 부전 장애는 우울증으로 넘어가는 징검다리입니다. 따라서 명훈이는 병적인 우울증에 걸릴 확률이 높습니다. 기분 부전 장애인 경우 심한 우울증으로 진행되지 않도록 항상 조심해야 합니다.

사춘기 우울증의 또 다른 특징은 '가면성 우울증'을 보인다는 것입니다. 가면성 우울증이란 명확한 우울감이나 신체 변화는 없지만 비행, 공격성, 과다 행동 등의 행동 문제로 나타나는 경우입니다. 따라서 우울하게 보이기보다는 반항적으로 보일 수 있는데, 비행을 일삼고 게임에 빠져 있는 사춘기 청소년의 상당수가 내면으로는 우울증을 앓고 있는 경우가 많습니다.

성인 우울증은 식사량이 매우 적고 잠을 잘 자지 않는 반면, 10대 청소년들의 우울증은 과식을 하고 지나치게 잠을 많이 자는 것이 특징입니다. 우울증 청소년들은 대다수가 학교에서 돌아와 낮잠을 잡니다. 저녁에 일어나서 가족에게 심술을 부리고 짜증을 내며 저녁 식사도 부모와 함께 하지 않으려고 합니다. 그러고는 새벽까지 잠을 자지 못하고 다음 날 학교 가기 위해 일어나는 것을 힘들어합니다. 이러한 수면 장애의 악순환은 반복됩니다.

사춘기 우울증의 또 다른 흔한 증상은 기분의 변덕이 심하다는 것입니다. 가령, 집에서는 항상 짜증을 내지만 친구를 만나면 갑자기 기분이 좋아지고 행복하게 보이기까지 합니다. 따라서 부모들은 사춘기 자녀가 부모에게 일부러 그렇게 하고 있는 것이라고 생각하기 쉽습니다. 부모들은 "그렇게 짜증을 내다가 어떻게 갑자기 즐거워할 수 있을까?"라고 의아해하지만 결코 간단히 생각하고 넘어갈 일이 아닙니다.

우울증이 있는 또 다른 10대들은 거절당하는 것에 매우 민감하게 반응합니다. 지나치게 과민해지고, 무시당한다고 느낄 때는 극단적으로 반응하면서 심하게 흥분하는 모습을 보입니다. 친구가 약속을 어겼다고 죽고 싶다고 말한다든지, 부모에게 사소한 꾸중을 들었다고 집을 나가고 싶다고 말하는 것이 그 예입니다.

한편 우울증과 관련된 과민성은 때로 엉뚱하고 폭력적인 행동으로도 나타날 수 있습니다. 공부를 열심히 하지 않고 불량한 태도를 보인다고 아버지에게 꾸중을 들은 광호(가명)는 화를 낸 아버지에게 칼을 빼든 사건으로 병원에 오게 되었습니다. 광호는 "아버지가 나를 아주 화나게 했기 때문에 어쩔 수 없이 칼을 들었다"라고 말했고 자신의 행동에 대해서 전혀 반성하는 기미가 없었습니다. 부엌칼을 집어 드는 광호를 보고 그 아이가 우울증을 앓고 있다고 누구도 생각하지 않았을 것입니다. 광호는 만성적으로 심한 우울증을 앓고 있었고 우울증이 이런 극단적이고 폭력적인 행동으로 나타나지 않았더라면 병원을 찾지 않았을 것입니다. 주로 비행이나 일탈 행동을 일삼는 비행 청소년도 내면에 우울증을 앓는 경우가 흔하며, 이럴 때 '우울성 품행 장애'라는 진단을 내리게 됩니다.

불과 수십 년 전만 해도 어린이와 청소년은 우울증에 걸릴 수 없다는 생각이 일반적이었습니다. 어린이와 청소년은 우울증에 걸릴 정도로 자아가 충분히 발달되지 않았다고 생각했기 때문입니다. 하지만 최근에는 어린이와 청소년도 어른과 마찬가지로 심각한 우울증에 걸릴 수 있다는 것이 밝혀졌습니다. 12세 미만의 어린이의 2%, 청소년의 8% 정도가 이미 심각한 우울증을 앓고 있는 것으로 알려져 있습니다. 우울증에 걸리는 비율이 아동기에는 남녀 동일하지만 청소년기가 되면 여자아이에게 훨씬 더 많이 나타납니다.

청소년 자살

한국 청소년의 자살은 전체 사망 원인 중 1위를 차지합니다. 한국 청소년들의 9%가 일생에 한 번 자살 기도를 합니다. 많은 자살 사고를 다른 사고로 위장하기 때문에 실제 자살률은 더 높다고 볼 수 있습니다. 실제로 자살에 이른 청소년은 평균 50회 정도 자살 기도를 한다고 합니다. 여학생이 훨씬 더 많이 자살 시도를 하지만, 실제 성공률은 남학생들에게 높게 나타납니다. 청소년 자살은 사춘기 우울증과 명백히 관련이 있으며, 우울증 환자들이 자살할 확률은 다른 사람보다 9배 정도 높습니다.

한국 청소년들이 자살하는 원인은 가족이나 또래와의 관계가 무너지거나 가까운 사람과 사별한 것이 대부분입니다. 이 외에도 성적·신체적 학대와 학교 진학 스트레스가 자살의 원인으로 꼽힙니다.

청소년이 자살하는 심리는 첫째로 입시 부담이나 학교 폭력, 부모 처벌의 공포로부터 피하기 위한 회피 심리, 둘째로 부모나 선생님에 대한 강한 분노에 따른 보복 심리, 셋째로 못난 자신을 벌하기 위한 자기 처벌 심리, 넷째로 욕구가 좌절될 때 참지 못하고 흥분하는 자해 심리, 다섯째로 죽은 친구나 부모, 또는 사랑하는 사람을 다음 세상에서 만나기 위한 재결합 심리 중 하나입니다.

어떠한 이유에서든 현재 자살을 실행할 수 있는 즉각적인 위험의 정도를 아는 것이 가장 중요하고 필요할 경우에는 정신의학과에 응급 입원을 고려해야 합니다. 자살을 시도한 경우에 다시 시도하는 경향이 높기 때문에 반드시 아이를 주의해서 살펴야 합니다. 자살 시도 후 안정되어 보인다고 해서 절대 안심해서는 안 됩니다.

대개 사춘기 우울증을 앓는 경우가 많으므로 이에 대한 전문적인 치료가 반드시 필요합니다.

우울증이 생기는 이유

요즘 청소년들의 성격이 성급하고 공격적인 것이 햄버거나 피자 같은 인스턴트식품 때문이라고 생각하는 사람들이 있습니다. 인스턴트식품을 먹으면 모두 폭력적인 성격이 될까요? 인스턴트식품을 먹는다고 무조건 폭력적인 성격으로 변하는 것은 아니라는 것을 사람들을 알고 있습니다. 다만 문제가 되는 점은 인스턴트식품이 폭력성을 유발할 수 있고, 인스턴트식품에 대한 취약성이 사람마다 다르다는 것입니다.

마찬가지로 우울증이 생길 만큼 뇌가 아주 취약한 경우에는 사소한 스트레스에도 우울증이 생길 수 있습니다. 우울증 환자의 뇌를 살펴보면 뇌의 활동에 변화가 생기고, 뇌에서 분비되는 신경전달물질이 다른 사람들과 다르게 반응하는 것으로 나타납니다.

뇌의 신경전달물질 중에는 우리의 기분을 유지시켜주는 세 가지 물질인 도파민, 노르에피네프린, 그리고 세로토닌이 있습니다. 우울증은 일반적으로 세로토닌과 노르에피네프린이 부족하거나 세 가지 신경전달물질이 불균형을 이룰 때 발생합니다. 따라서 모든 항우울제는 이 신경전달물질을 높이는 작용을 합니다. 우울증은 명백한 뇌 질환이며, 우울증 치료 시 가장 중요한 점은 약물로 뇌의 균형을 유도하는 것입니다.

대개 부모들은 사춘기 자녀가 우울증 진단을 받으면 "무엇 하나 부족함 없이 키웠는데 왜 우울증이 생겼을까요? 우리 애가 기운을 내고 정신만 똑바로 차리면 우울증을 얼마든지 이겨낼 수 있을 텐데……"라고 말합니다. 하지만 우울증이란 스스로 기운을 내고 정신을 똑바로 차린다고 극복할 수 있는 것이 아닙니다. 우울증은 항우울제를 복용해 뇌신경전달물질의 불균형을 교정해야 하는 뇌 질환이라는 사실을 부모가 잘 알고 있어야 합니다.

마음의 감기라고 여겨라

'프로작'으로 치료하는 우울증 사춘기 우울증을 치료하기 위한 가장 좋은 방법은 약물치료와 심리치료를 병행하면서 부모가 아이를 적극 돕는 것입니다. 지난 수십 년 동안 새로운 항우울제가 발견되어 우울증 치료에 놀라운 발전이 있었습니다. 전 세계적으로 우울증 환자가 증가해 항우울제의 수요도 엄청나게 증가하고 있는 추세입니다. 최근 우울증에 가장 효과적으로 처방되는 약물은 선택적 세로토닌 재흡수 억제제 계통의 항우울제입니다. 이와 관련된 대표적인 약물인 프로작은 처음 시판된 직후 전 세계적으로 큰 반향을 불러일으켰습니다. 최근에는 세로토닌 계통의 다양한 약물이 개발되어 우울증 치료에 쓰이고 있습니다.

사춘기 우울증을 치료하는 데 이용되는 또 하나의 항우울제로는 삼환계 항우울제가 있습니다. 삼환계 항우울제는 역사가 오래된 약으로 우리나라에 정신의학이 소개되면서 1960년대에 삼환계 항우울제가 도입되었고, 당시 이 약의 효과에 놀란 사람들이 약을 처방받기 위해 전국에서 서울의 모 대학병원으로 몰렸다고 합니다.

약물치료를 하는 경우 대개 부모들은 약물에 대해 걱정을 많이 합니다. 부모들은 자녀가 약물에 중독되는 것이 아닌지 두려워하며, 정신과 약은 모두 중독성이 있어 약을 먹으면 부작용이 생기지 않을지 걱정합니다. 아직 우리나라에는 그런 사례가 없지만 미국은 정신과 전문의가 환자에게 우울증 진단을 내리고 약물을 처방하지 않으면 의료 과실로 고소당할 수 있는데, 이는 우울증이 명백한 뇌장애이며 약물치료가 반드시 필요하다는 것을 보여줍니다.

인지행동치료는 청소년의 우울증 증상 중 부정적인 사고를 바꾸고 친구를 잘 사귈 수 있도록 도와주는 치료입니다. 또한 우울증 청소년들이 가지기 쉬운 왜곡된 생각과 부정적 사고방식을 발견해 교정해주는 역할을 합니다.

대인 관계 중심 치료라는 프로그램은 우울증이 대인 관계에서 발생한다는 가정에 뿌리를 두고, 대인 관계를 개선하면 우울 증상을 해소하는 데 도움이 된다고 여깁니다. 이 프로그램은 우울증이 있는 청소년이 자신의 병을 이해하고 우울증이 대인 관계에 어떤 영향을 미치는지 알 수 있도록 이해하는 데 초점을 맞춥니다. 이는 올바른 약물치료와 병행할 때 상당한 효과가 있습니다.

우울증을 치료하기 위해서는 가족의 참여가 매우 중요하며, 부모와 형제들이 우울증의 특성을 이해하도록 하는 가족 치료도 중요합니다. 가족 치료는 가족을 치료에 참여시켜 부모와 자녀 간의 의사소통 방식을 바꾸도록 도움을 주는 것으로, 청소년 우울증 환자들을 대상으로 큰 효과가 있습니다.

우울증은 조기 치료를 했을 때와 하지 않았을 때 큰 차이가 있으며 조기에 치료할수록 치료 기간을 줄일 수 있습니다. 치료하지 않고 방치하는 시간이 길수록 우울증은 악화되고 더 많은 고통을 겪게 될 뿐 아니라 치료에도 긴 시간이 걸립니다.

사춘기 우울증은 부모의 잘못으로 생기지 않는다   우울증 자녀를 둔 부모는 "부모가 이런 말을 하는 것이 이상하지만 저는 우리 애가 정말로 미워요"라는 말을 많이 합니다. 사춘기 우울증이 있는 자녀는 친구들에게는 그러지 않으면서 부모에게 유독 짜증을 내는 경우가 많기 때문입니다. 하지만 부모는 자녀가 일부러 그런 행동을 하는 것이 아니라는 점을 알아야 합니다.

사춘기 우울증 자녀를 둔 부모는 대부분 많은 죄책감을 느낍니

자꾸만 화가 나고 아침에 눈뜨기 힘들대요

다. 부모는 아이가 우울증을 앓게 된 것이 분명 자신들이 뭔가를 잘못해서라고 여깁니다. 자녀가 행복하게 자라도록 하는 것은 모든 부모가 바라는 점이자 부모의 의무라고 생각하기 때문입니다.

특히 자녀가 자살을 시도할 때 부모는 심각한 죄의식을 느낍니다. 자신을 자녀 교육에 실패한 부모로 여기는 것입니다. 하지만 우울증이란 부모나 자녀 누구의 잘못도 아닌 뇌 질환이라는 것을 알아야 합니다. 부모가 죄책감이나 수치심을 느낄 것이 아니라 아이에게 전문적인 도움을 받도록 하는 것이 더 중요합니다.

얼마나 많이 이해해줘야 하는지 모르겠어요.
아이가 아주 쉬운 것을 하는데도 힘들어해요.
그 애가 우울증이 있다는 것을 알고 나서 편안하게 해주려고 노력하고 있어요.

사춘기 자녀가 우울증 진단을 받았을 경우 부모는 자녀에게 지나치게 간섭하지 않고 한 발짝 물러서서 지켜보아야 합니다. 개입할 때와 한발 물러서서 지켜봐야 할 때를 알아야 한다는 뜻입니다.

사춘기 우울증은 학업에 많은 지장을 주기 때문에 학교에서의 스트레스나 공부의 부담이 우울증을 악화시킬 수 있습니다. 학교에서의 여러 가지 상황을 조절해 스트레스를 줄일 필요가 있다면 담임선생님과 의논해서 협조를 구해야 합니다.

우울증

1	거의 하루 종일 우울한 기분이 든다.
2	대부분의 일상생활에서 흥미나 즐거움을 느끼지 못한다.
3	체중이나 식욕이 증가하거나 감소한다.
4	잠들기 어렵거나 반대로 지나치게 많이 잔다.
5	초조하고 안절부절못하거나 정반대로 축 처지고 늘어진다.
6	피로하거나 활기가 없다.
7	스스로 가치 없다는 생각이 들고 과도한 죄책감을 느낀다.
8	생각하거나 집중하는 데 어려움을 느끼고 결정을 쉽게 내리지 못한다.
9	계속해서 죽음을 생각하고 자살을 시도한 적이 있다.

위와 같은 증상이 있는지 직접 체크해본다. 9개의 항목 중 5개 이상이 해당되고 그것이 2주일 이상 지속된다면 우울증 가능성이 상당히 높은 상태이므로 전문가의 도움이 필요하다.

집에서 할 수 있는 실전 치유법

우울증 넘어서기

부모의 언어적 훈련이 필요하다

- 친구나 친척들과 비교하지 않습니다.
- 평상시 긍정적인 언어 표현을 위해 노력합니다.
- 칭찬은 적시에 합니다.

자녀 교육관을 바르게 정립하자

- 현재 자녀의 모습 자체를 인정하고 수용합니다.
- 자녀의 장점을 발견합니다.

- 아이에게는 성공의 경험이 필요합니다.
- 자녀가 스스로 결정할 수 있는 기회를 만들어 자신의 행동에 대한 결과를 스스로 평가하게 합니다.
- 부모가 먼저 좋은 친구가 되어 친구 관계를 통해 재미를 느끼도록 격려합니다.

그 밖에 노력해야 할 사항

- 부모가 먼저 자녀와 시간을 갖고 격려하며 도와주면 분명히 낫는 병임을 명심합니다.
- 우울 증상에 관해 비난하지 않습니다.
- 우울증에 따른 어려움을 충분히 들어주고 이해와 공감을 하되 섣부른 충고는 하지 않습니다.
- 여러 가지 활동에 참여를 권하되 조급하게 강요하지 않습니다.
- 아이가 자살에 대해 말할 때는 반드시 의사에게 알려 전문 치료를 받게 합니다.
- 자녀에게 치료를 권하고 약을 잘 먹도록 돕습니다.

무엇이든 물어보세요

우울증 Q & A

Q. 만약 우리 아이가 우울증이 있다면 그것을 어떻게 알 수 있나요?

A. 10대 우울증은 어른과 다른 모습을 보입니다. "나는 기분이 우울해", "기운이 없고 죽고 싶어"라고 말하지 않습니다. 흔하게는 변덕이 심하고 짜

증을 잘 내며 때로는 의기소침해지기도 합니다. 또한 작은 일에도 기분이 상하고 쉽게 흥분하기도 합니다. 이전에는 그렇지 않던 아이가 갑자기 심한 짜증과 변덕을 부리면 우울증을 의심해야 합니다.

Q. 우리 아이가 "죽고 싶다"고 하는데 정상인가요?

A. 어떤 이유에서든 "죽고 싶다"라고 말하는 것은 정상적이지 않으므로 우울증을 의심해야 하지요. 실제로 우울증 청소년들은 자살 시도를 하기 전에 "죽고 싶다"고 말하는 경우가 흔합니다.

Q. 우울증은 유전인가요?

A. 우울증은 유전병은 아니지만 유전적인 성향이 강하며 가족 중에 우울증 환자가 있으면 특히 조심해야 합니다.

Q. 정신과 약을 먹으면 몸에 이상이 생기지 않나요?

A. 정신과 약을 먹으면 이상이 생기지 않나 걱정하는 경우가 많은데, 두통이 심하면 일상생활을 할 수 없듯이 우울증도 일상생활을 방해하는 병입니다. 두통이 있을 때 진통제를 복용하는 것과 같이 우울증도 약물로 치료해야 합니다.

Q. 약은 얼마 동안 먹나요?

A. 우울증은 단기간 내에 치료되는 경우도 있지만 대개 6개월 이상에서 1년 정도의 치료 기간이 필요합니다. 약물을 중단할 때도 갑자기 중단하는 것이 아니라 천천히 조금씩 줄여가면서 중단하는 것이 좋습니다.

Q. 약물치료 외에 치료 방법은 없나요?

A. 우울 증상이 심할 경우에는 약물치료가 꼭 필요합니다. 이 외에 긍정적인 생각을 훈련시키는 인지치료도 할 수 있어요. 하지만 무엇보다 중요한 것은 자녀를 이해하고 자녀에게 우호적이며 따뜻하게 대하는 부모의 태도입니다. 아이가 학교에서 친구들과 어떤 행동을 하는지 부모가 관심 있게 지켜보아야 합니다.

PART 6.

사춘기 아이는 누구나 행복을 바란다

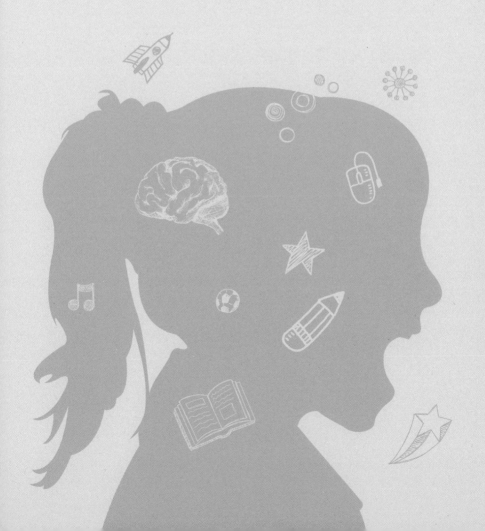

상상의 세계에
자주 빠져요

상상의 세계에 빠져버리는 병

조현병은 2011년 이전에 우리나라에서 '정신분열증'이라는 이름
으로 불렸던 병으로, 환자의 상태가 조율되지 못한 현악기의 불협
화음과 비슷해 '조현調絃'이라는 이름이 붙게 되었습니다. 조현병의
가장 큰 특징은 현실감을 잃고 본인이 만든 상상의 세계인 망상 속
에서 하루하루를 살아간다는 것입니다. 망상은 환자의 모든 생각
과 행동, 감정에 바탕이 되는 것이기 때문에 망상 속에서 살아가는
환자의 생각과 말, 그리고 그들이 느끼는 감정은 다른 사람들에게
괴이하게 보일 수밖에 없습니다.

사람은 누구나 상상을 합니다. 상상하고 공상하며 이야기를 꾸
며내는 것은 지극히 정상입니다. 하지만 TV 드라마가 자기를 주인

공으로 한다고 생각하거나 이 세상의 모든 사람들이 자신의 행동을 관찰하기 위해 가는 곳마다 몰래 카메라를 설치했다고 여기는 것은 가상의 세상에서 상상 놀이를 하는 것과는 다른 문제입니다.

조현병은 청소년기에 발병한다

2015년 강남역 인근 화장실에서 발생한 여성 살인 사건은 조현병 환자에 의한 '묻지마 범죄'인 것으로 판명되었습니다. 강남역 사건의 피의자이자 조현병 환자인 김씨는 "여자들이 나를 무시하고 괴롭혔다", "나에게 담배꽁초를 던졌다", "나를 지각하게 만들려고 여자들이 내 앞을 가로막았다"라고 하면서 여성에 대한 상당한 피해 의식을 드러냈습니다.

하지만 조현병 환자가 '누군가 나를 해치려 한다'는 망상으로 '묻지마 범죄'를 쉽게 일으키는 것은 아닙니다. 오히려 조현병 환자들은 일반인에 비해 범죄율이 낮습니다. 개중에는 병마와 싸우면서 뛰어난 업적을 이룬 사람들도 있습니다. 정신분열증에 시달리면서도 수학과 경제학에서 뛰어난 업적을 이룩해 게임 이론으로 1994년 노벨 경제학상을 수상한 천재 수학자 존 내시John Nash가 그런 경우입니다. 내시의 이야기를 담은 영화 〈뷰티풀 마인드〉는 2002년 아카데미 시상식에서 네 개 부문을 석권할 정도로 많은 사람에게 깊은 감동을 주었습니다.

천재 작가인 버지니아 울프도 마찬가지입니다. 20세기 영국 작가인 그녀는 평생 심한 신경쇠약과 우울증, 조현병에 시달리다 결국 자살로 생을 마감했지만 투병 중에도 모더니즘의 시조라 할 만큼 독창적이고 통찰력 넘치는 글을 많이 남겼습니다.

조현병은 심각한 뇌장애 때문에 현실감을 상실하고 망상과 환각 증상을 보이는 질병입니다. 전체 인구의 약 1%가 이 병을 가지고 있는 것으로 추정됩니다. 세상 사람들 100명 중 한 명이 조현병을 앓고 있다는 것은 결코 적은 숫자가 아닙니다.

조현병이 가장 흔하게 나타나는 시기는 15세에서 35세 사이로, 특히 청소년기에 많이 나타납니다. 청소년기는 아동기를 거쳐 성인이 되는 또 다른 세상을 맞이하는 시기인데, 이 새로운 세상에 잘 적응하지 못하고 현실감을 상실하면 조현병이 생깁니다. 청소년기의 조현병은 매우 극적이고 갑작스럽게 나타납니다. 조현병이 있는 청소년들은 이런 망상과 환청이 있는 상태를 두려워하고 혼란스러워 합니다. 머릿속에서 들리는 환청을 통제하지 못하기 때문에 극심한 고통을 느끼기도 합니다.

조현병은 초기에는 알아차리기 어려울 수 있습니다. 이 병에 시달리는 사람들은 다른 사람은 가지고 있지 않은 확고한 신념인 망상에 사로잡혀 있지만 초기에는 드러나지 않는 경우가 많습니다.

망상은 사실과 다른 자신만의 믿음이기 때문에 아무리 논리적인 증거를 대거나 설득을 해도 절대 바꿀 수 없습니다. 자신의 배 속에 수십 명의 아기가 살고 있다는 망상에 사로잡힌 사람을 엑스레이 검사나 초음파 검사를 통해 그렇지 않다고 설득하는 것은 아무런 의미가 없습니다. 망상에는 사람들이 조직적으로 자신을 괴롭힌다고 생각하는 '피해망상'과 모든 사람들이 자기를 보고 있다고 느끼는 '관계망상', 우주인들이 자신을 하루 종일 관찰하고 조정한다는 '조정망상' 등이 있습니다. 그중에서도 피해망상이 가장 흔하게 나타나는데 망상과 함께 다른 사람들에게는 들리지 않는 소리를 듣는 환청, 다른 사람들에게는 보이지 않는 것을 보는 환시 등의 환각 증상도 나타납니다.

환각이란 주변 세상을 지각하는 오감을 왜곡해 받아들이는 것인데 환청, 환시, 환촉, 환취 등이 있습니다. 특히 '어떤 행동을 하라'고 명령하거나 환자의 '행동에 대해 비판'하는 내용의 환청을 경험하는 경우가 가장 흔합니다.

조현병과 관련된 망상과 환각은 매우 다양한 형태로 나타날 수 있습니다. 이 병을 앓는 청소년들에게 공통적으로 있는 중요한 특징은 자신들이 만들어낸 세계에 살고 있으며 그 세계를 전적으로 믿는다는 것입니다. 따라서 망상에 시달리는 환자들에게 "네 생각은 전혀 이치에 맞지 않아. 아무도 너를 괴롭히는 사람은 없어"라고 말하며 논리적으로 설득하려고 시도하는 것은 아무런 도움이 되지 않습니다.

조현병이 있는 청소년들이 보이는 기괴하고 부적절한 행동에는 그들만의 이유가 있습니다. 부모가 음식을 통해 자신을 독살하려 한다는 생각 때문에 밥을 먹지 않기도 하고, 또는 "죽이겠다"는 환청이 계속 들려 이를 방어하기 위해 칼을 들고 다니기도 합니다.

조현병과 관련된 증상은 크게 양성 증상과 음성 증상 두 가지 유형으로 나뉩니다. 양성 증상과 음성 증상으로 나누는 것은 각 증상이 치료에 따라 다르게 반응하기 때문입니다.

양성 증상을 가진 환자는 분명한 망상과 환각 증상을 겪어 주변 사람들의 눈에 쉽게 띕니다. 이와 달리 음성 증상은 정상적인 사회생활을 할 수 있는 기능을 잃어버려서 생기는 증상들로 가장 흔한 것이 사회적 고립입니다. 음성 증상을 가진 청소년은 사람들을 회피하고 감정 기복이 없으며, 다른 사람들과 어울리지 못하는 것은 물론이고 대화에도 끼지 않습니다. 하지만 이런 환자들은 사회적으로 고립되어 있지만 우울증 환자들처럼 우울한 감정을 느끼지는 않습니다.

양성 증상은 음성 증상에 비해 치료하기가 더 쉽습니다. 문제는 약물치료를 통해 청소년의 망상과 환청을 사라지게 할 수는 있지만, 자신의 방에 하루 종일 틀어박혀 마음의 문을 닫고 세상과 대화하지 않으려는 아이를 세상 밖으로 나오게 하는 것은 더 어렵다는 점입니다.

조현병 증상들 중 어떤 것은 청소년 환자 자신을 위험에 처하게

상상의 세계에 자주 빠져요

할 수도 있습니다. 예를 들어, 자신의 집에 불을 지르거나 주변 사람을 해치는 경우가 있는데, 그런 행동을 하게 된 이유를 물으면 "내 머릿속의 목소리들이 시키는 대로 했어요"라고 합니다.

조현병 청소년은 심한 고통을 느낀다

조현병은 현실감을 상실한 상태에서 망상과 환각을 가지고 있으므로 증상을 알아차리고 진단을 내리는 것이 그리 어려운 일이 아닙니다. 자라서 조현병 진단을 받은 아이들을 살펴보면 크게 두 범주로 나눌 수 있습니다. 첫 번째 범주는 아동기에 다른 아이들과 잘 어울리지 못했던 아이들입니다. 이 어린이들은 사회적으로 고립되고 현실과 동떨어져 생활하는 일이 많았고, 어린 시절 다른 사람과 어울리는 데 관심이 없고 자주 혼자 있었습니다.

또 다른 범주는 이 병이 발병하기 전에는 매우 정상적으로 생활한 아이들입니다. 모든 면에서 완벽하고 성실하고 사교적인 학생이 어느 날 갑자기 현실감을 잃어버리고 자신만의 망상 속에서 살아가게 됩니다.

조현병이 있는 청소년들은 대개 이러한 상태를 두렵고 혼란스러워 합니다. 그리고 환청을 통제하지 못해 "그 목소리들이 저에게 욕을 해요. 그리고 제가 하고 싶지 않은 짓을 시켜요. 제가 그 말을 듣지 않으면 훨씬 더 나쁜 짓을 시킬 거예요"라고 합니다. 환자들에게 무언가를 시키는 목소리가 너무 생생해 환자들이 그 목소리에 두려움을 느낍니다. 걸어가는 사람들이 자기를 바라보고 욕을 한다거나 먹는 음식에 독을 넣었다고 생각하기 때문에 먹거나 자거나 걸어다는 것을 두려워하기도 합니다. 따라서 조현병이 있는 청소년은 학습 능력이 떨어지고 새로운 일을 배울 때도 매우 어려움을 겪습니다.

뇌에서 '도파민'이 너무 많이 분비된다

지금은 보기 어렵지만 20년 전만 해도 조현병은 귀신 들린 병이라며 치유를 위해 용한 무당을 찾아가 굿을 했다고 하는 환자들이 있었습니다. 조현병은 귀신 들린 병이 아니라 심각한 뇌기능 장애입니다. 조현병은 다른 뇌 질환들과 마찬가지로 도파민이 지나치게 많이 분비되는 '도파민 과잉' 때문에 생깁니다. 따라서 효과적인 치료를 위해서는 약물치료가 필요합니다.

조현병을 가진 청소년들은 소량의 약물에도 치료 효과가 매우 뛰어납니다. 또한 다른 병과 마찬가지로 발병 초기에 곧바로 치료를 받는 것이 더 좋습니다. 조현병 진단을 받은 학생이 치료를 받지 않고 방치될수록 약물치료에 대한 효과가 좋지 않기 때문입니다. 최근 개발된 신약 덕분에 부작용 없이 사회생활을 잘할 수 있는 환자들도 많이 늘어났습니다.

조현병이 발병하는 심리적인 원인은 가족이 환자를 지나치게 비판하거나 과잉보호를 하는 것과 연관이 있다고도 합니다. 하지만 현재로서는 뇌의 '도파민 과잉'이 조현병의 원인이라는 이론이 가장 많이 받아들여지고 있습니다. 심리적인 요인은 발병 원인이라기보다는 치료에 큰 영향을 주는 부분이라고 봅니다.

조현병은 어릴 때 발병할수록 그 경과가 좋지 않습니다. 정신분열증 환자를 40년 이상 추적한 결과에 따르면 대략 50% 정도의 환자들이 만성화되었습니다. 25%는 완전히 정상적인 생활을 하고 나머지 25%는 약간의 증상을 가진 상태로 일상생활을 해나갔습니다. 또한 발병 연령이 빠를수록, 그리고 발병 전에 성격 문제를 보이거나 청소년 ADHD, 학습 장애, 품행 장애를 보인 경우 예후가 나빴습니다.

깊이 대화하고 빨리 조치하라

환자를 중심으로 하는 맞춤 치료가 되어야 한다 청소년 조현병에 대한 치료는 원칙적으로 환자를 중심으로 하는 맞춤 치료가 되어야 합니다. 나이에 따른 발달 수준을 고려하고 아이의 장점과 약

점을 잘 파악해 증상을 조절해야 합니다. 병이 나기 전 수준으로 기능을 회복할 수 있도록 하는 것이 치료의 최대 목표이지만 멈추거나 퇴행된 기능을 회복시키는 것도 중요합니다.

정신 치료와 가족 치료, 특수교육, 직업 재활을 포함한 치료는 조현병 청소년이 병에 더욱 잘 대처할 수 있게 도움을 줍니다. 그러나 다방면의 치료를 실행하기 전에 실시해야 할 가장 중요하고 효과적인 치료는 약물치료로, 조현병과 관련된 모든 증상에 가장 뚜렷한 효과를 보입니다.

1980년대 이후 조현병 치료를 위한 많은 약이 개발되었습니다. 이러한 신약들은 약물 사용에 따른 부작용을 최소화하고 조현병 증상에 효과적으로 작용하도록 개발되었습니다. 최근에 개발된 신약들은 약물 복용 후 환자의 얼굴 표정이 굳거나 행동이 굼떠지고 멍해 보이는 부작용이 거의 나타나지 않습니다.

약물치료와 관련해 발생할 수 있는 또 다른 문제는 치료를 받고 있는 환자들이 스스로 약물치료를 중단하는 일입니다. 약물치료를 일정 기간 받으면 환청 증상이 대부분 사라지는데, 환자 스스로 완치되었다고 생각하고 약을 먹지 않곤 합니다. 약물 복용을 중단하면 환청 증상이 재발하므로 의사의 지시가 있을 때까지 약물을 지속적으로 복용하는 것이 중요합니다.

약물치료를 중단하는 경우가 많을수록 재발했을 때 약물 효과가 처음에 비해 많이 떨어집니다. 또한 재발 횟수가 많을수록 증상은

상상의 세계에 자주 빠져요

더 악화되고 치료 효과도 약해집니다. 따라서 조현병 치료에서 가장 중요한 것은 꾸준한 약 복용이며, 부모는 자녀가 약물치료를 지속적으로 하도록 격려하고 지도·감독해야 합니다.

조현병 진단을 받은 사람은 평생 동안 약물치료를 받아야 할 가능성이 상당히 높습니다. 조현병이 발병하는 연령이 평균 18세이기 때문에 이후 50~60년 이상 약물치료를 받아야 합니다. 다시 말해 부모가 이 세상에 없다 해도 환자 스스로가 약을 계속 복용해야 한다는 뜻입니다.

조현병을 치료하는 데 또 하나의 필수적인 치료는 재활 및 작업 치료입니다. 조현병이 발병한 환자들은 대개 발병 이전에 자신이 가지고 있던 지적 능력과 직업 능력을 잃어버리므로 재활 치료를 비롯해 장기적인 관리가 필요합니다.

부모의 잘못으로 자녀에게 정신병이 생기는 것이 아니다

부모들은 대개 자녀가 조현병 진단을 받으면 충격을 받고 병의 원인을 자신의 탓으로 돌립니다.

우리가 아이에게 심한 스트레스를 줬어요.

공부하라고 너무 몰아붙였어요.

그 애가 어렸을 때 부부 싸움을 많이 했어요.

다른 형제들을 돌보느라 그 아이에게 사랑을 제대로 주지 못했어요.

조현병 청소년의 부모들은 대부분 자신들이 해야 하는 일을 하지 않아서 아이가 조현병에 걸렸다며 자신의 행동을 후회합니다. 또한 많은 부모는 그 병의 원인을 자신의 탓으로 돌리면서 오히려 위안을 얻으려고 합니다. 그러나 부모의 희망 사항과는 상관없이 조현병은 부모 탓이 아닙니다. 과잉보호나 공부에 대한 스트레스, 좋은 대학에 입학하라는 압력 때문에 생기는 것도 아닙니다. 청소년에게 주는 스트레스가 조현병을 일으키지는 않습니다.

모든 부모는 자신의 자녀가 자라서 대학에 가고 직장에 다니며 결혼해 아이를 얻기를 바랍니다. 하지만 자녀가 조현병에 걸렸다면 그러한 꿈은 실현되기 어려울 것입니다. 조현병에 걸린 아이는 자라서 독립적인 성인이 되기 어렵고, 성인이 되어서도 많은 부분을 부모에게 의지할 것이며, 직장에 다니거나 결혼을 해서 자신의 가정을 꾸려나가기도 어렵습니다.

만약 자녀가 조현병 진단을 받으면 부모는 이 병의 예후에 대해 잘 알고 대비해야 합니다. 무엇보다 아이 스스로 약물치료를 할 수 있도록 지도합니다. 또한 증상이 나빠지거나 재발 가능성을 보이는 증상들을 빨리 알아차리고 전문가의 도움을 받도록 노력해야 합니다.

상상의 세계에 자주 빠져요

체크 리스트

조현병

1	뚜렷한 성격의 변화가 있다.
2	지나친 불안감이 있다.
3	일상생활의 평범한 문제들을 감당하지 못하게 되었다.
4	지속적으로 우울하거나 의욕이 없다.
5	감정 기복이 지나치게 심해졌다.
6	자살에 대한 생각이나 이야기를 한다.
7	지나친 분노와 적대감을 느끼거나 공격적인 행동을 한다.
8	이유 없이 여기저기 아프고, 신체 일부의 생김새에 집착한다.
9	식사 또는 수면 습관에 현저한 변화가 보인다.
10	술이나 담배, 마약, 기타 환각제를 지나치게 복용한다.
11	혼자만 있으려고 하고 대인 관계를 피한다.
12	평소에 관심 없던 철학, 종교와 같은 문제에 집착한다.

위와 같은 증상이 있는지 직접 체크해본다. 12개의 항목 중 5개 이상에 체크하고, 그것이 1개월 이상 지속된다면 조현병 초기일 가능성이 상당히 높으므로 아이가 전문적인 도움을 받을 수 있게 한다.

집에서 할 수 있는 실전 치유법

조현병 넘어서기

조현병 청소년의 가족이 해야 할 바람직한 행동

- 가족이 먼저 조현병에 대한 편견을 버립니다. 그렇지 않으면 과보호나 부정적인 태도를 갖기 쉽습니다.
- 발병 초기, 조현병이 어떤 병이고 치료를 위한 최선의 방법이 무엇인지를 배웁니다.
- 치료 방침이 결정되면 환자를 대하는 태도, 또는 결정 사항 등을 의사와

함께 결정하고 지켜나갑니다.

· 규칙적인 생활을 할 수 있도록 돕습니다.

· 약물 관리부터 재활 치료까지 신경 써야 합니다.

· 치료 목표를 분명히 합니다. 쉬운 목표부터 한 계단, 한 계단 쌓아 올라
갑니다.

· 칭찬을 아끼지 말아야 합니다. 환자가 잘한 부분은 반드시 칭찬해 자신
감을 심어줍니다.

· 동의할 수 없는 것은 단호하게 의사 표시를 합니다. 환자에게 무조건 동
의하는 것은 역효과를 줄 수 있습니다.

· 환자에게 받은 스트레스를 적절히 풀어야 합니다. 해결하지 못한 스트
레스는 다시 환자에게 향하기 쉽습니다.

· 가족 치료가 필수입니다. 조현병은 장기간의 치료를 요하는 병이므로
환자와 가족, 전문가 사이의 굳건한 협조가 필요합니다. 환자 가족이 환
자에게 적개심, 비난, 지나친 간섭 등을 하는 경우 재발할 확률이 높아
지므로 가족이 환자와 대화하는 법을 배워야 합니다.

무엇이든 물어보세요

조현병 Q & A

Q. 아이에게 조현병이 생기는 이유는 무엇인가요? 혹시 부모의 잘못인가요?

A. 조현병은 부모의 잘못된 양육 방식 때문에 생기는 것이 절대 아닙니다. 현
재까지 밝혀진 바로 조현병은 분명한 유전적 소인이 있는 뇌장애입니다.
따라서 부모는 병을 예방하지 못한 것에 대해 자책해서는 안 됩니다.

상상의 세계에 자주 빠져요

Q. 조현병은 얼마 동안 지속되나요?

A. 조현병은 당뇨병이나 천식과 같이 완전히 치유되는 병이 아니에요. 완치한다기보다는 평생 관리해나가는 병이라고 생각해야 합니다.

Q. 우리 아이가 조현병이라면 꼭 약을 먹어야 하나요? 다른 방법은 없나요?

A. 약물치료는 조현병의 가장 심각한 증상인 망상이나 환청을 효과적으로 없애줍니다. 환자는 거의 평생 동안 약을 먹어야 하는데, 정신의학과 의사는 환자에게 부작용을 최소화하고 효과를 최대화할 수 있도록 약물의 양을 조절할 것입니다. 최근에 개발된 신약들로 사회생활 기능이 좋아진 환자들도 많이 늘어났습니다.

Q. 약물치료 이외 다른 치료 방법도 있나요?

A. 조현병을 가진 청소년을 위한 입원 치료와 낮 병동 치료가 있습니다. 낮 병동 치료 프로그램에는 사회 기술 훈련과 친구 관계 개선 등의 과정이 포함되어 있습니다.

Q. 아이에게 조현병이 있다면 집에서 어떻게 도와야 하는지 궁금합니다.

A. 중요한 사실은 자녀가 가지고 있는 망상과 환청이 자녀에게는 생생한 현실이라는 점입니다. 따라서 망상을 떨쳐버리라고 요구하는 것은 부질없는 일이지요. 현실적인 생각을 하도록 설득하기보다는 자녀의 말에 귀를 기울이고 자녀를 보호해야 합니다. 또한 병원에서 전문적인 도움을 받아 아이를 위험에 빠뜨릴 수 있는 증상을 없애도록 합니다.

사고 싶은 게 부쩍 많고
말을 너무 많이 해요

변덕이 너무 심해졌다면 조울증을 의심하라

　사춘기 청소년들은 보통 변덕스럽습니다. 어떤 행동을 할지 아무도 예측할 수 없는 경우가 많습니다. 그리고 사춘기 청소년들은 부모로부터 독립하기 위해 많은 반항적인 행동을 보이기도 합니다. 사춘기는 인생에서 변화가 가장 큰 시기이기 때문에 어느 정도의 갈등과 변덕스러움은 사춘기 청소년에게 늘 있는 일입니다.

　하지만 부모의 허락 없이 부모의 신용카드로 명품 가방과 옷을 사들이는 행동이나, 며칠 동안 자지 않고 컴퓨터 앞에 앉아서 이 세상 모든 사람과 인터넷상으로 관계를 맺는 데 몰두하는 행동은 일반적인 청소년의 변덕스러움을 넘어서는 행동입니다.

조울증

조울증이란 말 그대로 조증과 우울증이 함께 나타나는 질병으로 우울증 환자와 달리 우울한 감정 상태에 머무르는 것이 아니라 극단에서 극단으로 움직이는 시계추처럼 갑자기 우울증에서 조증 상태로 바뀌는 것이 특징입니다.

조울증이라고 하는 양극성 장애가 있는 청소년은 일반 청소년들과 달리 심각한 변덕스러움을 보입니다. 부모에게 반항하고 못된 짓을 일삼는 품행 장애와도 다릅니다. 조울증을 가진 청소년의 감정 기복은 상황 및 환경에 전혀 맞지 않고 격렬한 경우가 많습니다.

며칠에서 몇 달간 지속되는 우울증 상태에 있는 청소년들은 보통 지나치게 성욕을 느끼고 과대망상적입니다. 그리고 성급하게 결정을 내리며 과다한 자신감으로 자신의 능력에 대해 비현실적인 확신을 가지게 됩니다.

> 저는 돈이 아주 많아요. 제 생각대로 따라 하면 누구라도 큰돈을
> 벌게 될 거예요.

백화점에서 물건을 훔친 뒤 실제로 자신이 큰 부자라고 믿는 과대망상 때문에 이런 말을 하기도 합니다.

조증 상태가 지나가면 2주 이상 혹은 몇 달간 지속되는 우울증

에 빠지는데 우울 상태가 되면 불안해하며 안절부절못하고 무력감과 절망감을 보입니다.

평생 동안 조울증에 걸릴 확률은 전체 인구의 1% 정도입니다. 성별에는 차이가 없으며, 사춘기 이전인 12세 미만에게는 잘 나타나지 않고 59%가 사춘기에 처음 조울증 증상을 보입니다. 또한 조울증은 15세에서 19세 사이에 가장 빈번하게 발병합니다.

급속 순환성 조울증

조울증 환자들은 대개 조증 상태와 우울증 상태를 번갈아가면서 겪는데, 전체 환자의 20% 정도에게는 조증과 우울증이 뒤섞여 나타납니다. 이런 아이들은 슬픔과 절망감, 무력감, 모든 것이 소용없다고 생각하는 우울증 증상을 가지고 있는 동시에 수많은 생각이 끊임없이 머리에서 떠오르는 조증 증상도 함께 가집니다. 이런 복합적인 상태에 있는 청소년들은 활력이 넘치지만 동시에 우울해합니다. 복합 상태에 있는 청소년들은 마음의 고통으로 상당히 힘들어하며 이 병으로 정신이 심하게 황폐해집니다.

1년에 네 번 이상 전혀 다른 기분으로 바뀌는 급속 순환성 조울증은 돌발적이고 빈번한 감정 기복을 보이는 것이 특징입니다. 어느 날은 비행기를 타고 하늘을 나는 것처럼 기분이 좋았다가 그다음 날에는 기분이 땅으로 곤두박질치는 상태를 반복합니다. 영리하고 사교적이며 사람들에게 인기가 많았던 아이가 하루아침에 공격적이고 무례한 행동을 하는 문제아로 변하게 됩니다.

조울증은 진단이 어렵다

조울증이 확실한가요? 저는 아이가 너무 산만해졌다고 생각했어요.

아동기나 사춘기에 조울증 진단을 내리는 것은 쉽지 않습니다. 조울증의 증상인 과잉 행동과 과민성, 산만함 등은 모두 ADHD의 증상처럼 보입니다. 하지만 조울증을 가진 학생들은 ADHD 학생보다 변덕스럽고 부산한 행동을 하는 이유가 더 분명한데 자세히 물어보면 비현실적인 자신만의 생각과 믿음이 있기 때문에 그런 행동을 한다는 사실을 알 수 있습니다.

조울증과 ADHD의 차이점은 조울증은 아동기에 나타나는 경우가 아주 드물다는 것입니다. 또한 조울증 환자를 과민하고 수다스럽게 만드는 원인은 외부에서가 아닌 내면의 생각과 느낌에 자극을 받아 발생합니다. ADHD는 유아기부터 ADHD적인 특징이 눈에 띄지만 조울증은 발병 직전까지 아무런 문제 행동을 보이지 않습니다.

청소년의 경우 처음에는 조울증이 품행 장애로 진단되는 경우도 흔합니다. 거칠고 반항적인 행동과 심한 감정 기복, 약물 남용이나 비행을 보이는 경우 처음에는 품행 장애로 진단 내리기 쉽지만 조울증의 문제 행동은 품행 장애에 비해 훨씬 더 심각하고 격렬하며 상황과 환경에 맞지 않는 형태로 나타납니다. 조울증을 가진 청소년들이 위험을 무릅쓰고 반사회적인 행동을 하는 데는 자신만의 과대망상적인 믿음이 있기 때문입니다.

사춘기에 처음 우울증을 앓은 후 3~4년 이내에 조증 상태를 보이기도 하는데, 처음에 우울증으로 진단받은 청소년의 20% 정도가 다음에 조증 상태를 보여 조울증으로 진단을 받기도 합니다.

청소년기에 발생하는 문제 중에 조울증과 구별해야 하는 또 다른 정신 질환이 조현병입니다. 조현병과 조울증은 현실감을 상실하고 환각과 망상에 빠진다는 공통적인 특징이 있지만 조현병의 망상은 비현실적이며 기괴한 반면 조울증의 망상은 자신을 과시하기 위한 과대망상인 경우가 많습니다. 또한 조울증은 조증에서 정상적인 기분으로, 또는 우울증에서 정상적인 기분으로 감정 기복을 보이지만, 조현병은 감정 기복이 없습니다.

조울증을 가진 청소년들은 말을 매우 빠르게 하고 말도 안 되는 이야기를 계속합니다. 보기에는 정신이 없지만 자세히 살펴보면 하나의 생각과 다음 생각을 연관성 있게 이야기하고, 과대망상으로 말을 많이 합니다. 이와 달리 조현병이 있는 청소년들은 활력이 넘치지 않고 말을 빨리하지 않으며, 논리적 연관성 없이 생각을 하는 경우가 많습니다.

조울증이 있는 청소년들은 신경전달물질인 도파민이 지나치게 많이 분비되거나 노르에피네프린이 정상적으로 조절되지 못하는 상태가 되면 조증을 일으킬 수 있습니다. 현재에도 가장 효과적인 조울증 치료제로 인정받는 기분 안정제인 리튬은 도파민과 노르에피네프린을 조절하는 약물입니다.

작은 변화도 쉽게 넘기지 마라

'리튬'이 기분을 안정시킨다 조현병과 마찬가지로 조울증도 완전히 치료할 수 있는 방법이 알려져 있지 않습니다. 하지만 현재까지 알려진 가장 효과적인 치료법은 기분 조절 효과가 있는 약물치료입니다.

리튬은 조증 또는 우울증 상태에서 발생하는 감정 기복을 안정시키며 전체 환자 70~80%의 재발을 방지하는 효과가 있습니다. 리튬은 1900년경에 의약품으로 개발되어 여러 가지 질병에 시험적으로 사용되었고, 이후 조울증 환자들에게 정상적인 삶을 되찾아주는 효과를 보인 약물입니다.

현재는 리튬 이외에도 다양한 약물들이 개발되어 조울증 치료에 효과를 보이고 있는데 오르필, 데파코트 같은 항경련제나 항정신성 약물도 같이 사용되고 있습니다. 조증 상태가 끝난 후에 울울증 증상이 심해지면 소량의 항우울제를 사용할 수도 있습니다.

조울증 치료와 관련해 가장 큰 문제는 약물치료를 지속적으로 하기 어렵다는 사실입니다. 전체 조증 청소년의 3분의 1이 처방받은 지 1년 이내에 약 복용을 중단합니다. 청소년들은 자신들이 정상적인 기분을 느끼면 다 나았다고 생각하고 약 복용을 소홀이 하거나 조증 상태에 느꼈던 좋은 기분을 다시 느끼기 위해 약을 중단하기도 합니다. 하지만 약물치료를 중단하면 쉽게 재발하고, 재발한 후에는 치료가 훨씬 더 어려워지며 치료 기간도 길어집니다. 약물치료를 중단하면 청소년 조울증 환자의 90% 이상이 18개월 이내에 재발한다는 사실을 명심해야 합니다. 따라서 부모의 관심과 관리가 더욱 필요합니다.

부모 입장에서는 자녀가 조울증 진단을 받고 오랜 기간 약물치료를 받아야 한다는 사실을 받아들이기 힘들 것입니다. 하지만 조울증은 꾸준한 약물치료가 필요합니다. 부모는 자녀가 약물치료를 잘 받도록 지도·감독하는 것 외에도 자녀의 재발 증상을 알아차려야 합니다. 조울증을 발생시킬 수 있는 스트레스 요인도 파악합니다. 밤새워 공부를 하거나, 술을 마시는 것은 조증을 생기게 하는 원인이 될 수 있으므로 부모의 생활지도도 아주 중요합니다. 특히 조울증 청소년들을 방치하면 알코올의존증과 약물중독에 빠질 수

사고 싶은 게 부쩍 많고 말을 너무 많이 해요

있고, 무엇보다 전체 조울증 환자의 자살률이 15%에 달하므로 부모가 통제할 수 없을 경우 전문의의 도움을 받아야 합니다.

부모는 아이의 상태를
수시로 살펴야 한다
부모는 조울증의 특징에 대해 잘 알고, 재발 여부를 주의 깊게 살펴야 합니다. 대개는 잠을 자지 않고 말이 많아지며 무엇인가 끊임없이 행동하려고 하기 때문에 재발 증상은 쉽게 눈에 띄는 편입니다.

조울증은 때때로 입원 치료가 필요하기도 합니다. 과대망상으로 스스로를 위험에 처하게 하는 행동을 하거나, 자살 욕구를 느끼고, 쾌락적인 활동에 몰두해서 신체에 해를 끼친다면 입원을 해 24시간 집중 치료를 받아야 합니다.

치료 후 예전의 기능을 회복하기 어려운 조현병과 달리 조울증은 치료를 통해 예전 상태로 쉽게 회복할 수 있습니다. 학생들은 다시 공부에 전념할 수 있고 직장인들도 예전 기능을 회복해 직장 생활을 훌륭히 해낼 수 있습니다.

조증 상태가 회복되면 자신의 말과 행동을 후회하며 죄책감과 수치심을 느끼는 경우도 있습니다. 예를 들면 조증 상태에서 완전히 통제력을 잃고 부모나 친구들에게 큰소리로 욕하거나 성적으로 자극적인 행동을 한 것에 대해 후회합니다. 이때 부모는 회복 후 자녀의 죄책감과 수치심도 덜어줄 수 있어야 합니다.

조울증

1	평소 자신의 모습과 달랐던 적이 있다.
2	기분이 너무 좋거나 들떠서 다른 사람들이 평소 내 모습이 아니라고 한 적이 있으며, 이 때문에 문제가 생긴 적이 있다.
3	지나치게 흥분해 사람들에게 소리를 지르거나 싸우거나 말다툼을 한 적이 있다.
4	평소보다 더욱 자신감에 찬 적이 있다.
5	평소보다 잠을 훨씬 덜 잤거나 또는 잠잘 필요를 느끼지 못한 적이 있다.
6	평소보다 말이 많거나 말이 매우 빨라진 적이 있다.
7	생각이 머릿속에서 지나치게 빠르게 돌아가는 것처럼 느꼈거나 마음을 차분하게 가라앉히지 못한 적이 있다.
8	주위에서 벌어지는 일로 매우 쉽게 방해를 받아 하던 일에 집중하지 못하거나 할 일을 하지 못한 적이 있다.
9	평소보다 훨씬 에너지 넘친다는 느낌이 든 적이 있다.
10	평소보다 더욱 활동적이거나 더 많은 일을 했던 적이 있다.
11	평소보다 더욱 사교적이거나 적극적(외향적)이었던 적이 있다.
12	평소의 자신과는 어울리지 않는 행동을 하거나 남들이 생각하기에 지나치거나 바보 같은 행동 또는 위험한 행동을 한 적이 있다.
13	돈 쓰는 문제로 자신이나 가족을 곤경에 빠뜨린 적이 있다.

위와 같은 증상이 있는지 직접 체크해본다. 13개의 항목 중 7개 이상에 체크했다면 조울증 가능성이 상당히 높으므로 전문가의 도움이 필요하다.

집에서 할 수 있는 실전 치유법

조울증 넘어서기

조증 시기를 미리 알아차려야 한다

· 기분이 들뜨고 유쾌하며 자신감이 넘칩니다.

· 말이 많아지고 빨라지며 목소리도 커집니다.

- 잠이 줄고 이것저것 여러 가지 일을 하느라 바쁘지만 제대로 끝내는 것이 없습니다.
- 돈 씀씀이가 커져 분수에 넘치는 값비싼 물건을 마구 사들입니다.
- 쓸데없는 전화를 많이 하고 잘 알지도 못하는 사람들을 만납니다.
- 고집이 매우 세지고 쉽게 흥분하거나 화를 내며 공격적인 상태가 됩니다.

우울증 시기를 알아차려야 한다

- 거의 매일 우울한 기분이 지속됩니다.
- 매사에 재미가 없습니다.
- 입맛도 없고, 잠을 못 잡니다.
- 피곤하며, 의욕이 없습니다.
- 집중력이 떨어집니다.
- 죄책감에 시달립니다.
- 심한 경우 죽고 싶은 생각까지 듭니다.

조울증의 예방법

- 충분한 수면, 규칙적인 식사와 같은 건강한 생활 습관을 갖습니다.
- 아침에 일찍 일어나고 햇볕을 많이 쬐며 적절한 운동을 합니다.
- 직업, 학업, 대인 관계 등에서 심한 스트레스를 받지 않게 주의합니다.
- 극단적이고 부정적인 생각을 긍정적이고 여유로운 생각으로 바꿉니다.
- 환절기에 유독 기분 변화를 느끼고, 계절 변화에 따라 기분이 심하게 변하는 경우에는 이를 파악해서 미리 관리합니다.

조울증 Q & A

Q. 아이가 산만해져서 혹시 ADHD가 아닐까 생각했는데 조울증이라는 진단을 받아서 혼란스러워요. ADHD와 조울증은 어떻게 다른가요?

A. 조울증을 가진 아이의 40% 정도가 산만하고 집중력이 떨어집니다. ADHD 증상은 5세 이전부터 눈에 띄지만 조울증은 주로 사춘기에 나타나지요.

Q. 조울증은 치료되는 병인가요?

A. 분명한 것은 약물치료로 기분이 매우 안정된다는 것입니다. 하지만 완전히 회복된다고 말하기는 어렵습니다. 평생 약물 복용을 해야 하는 환자도 많고요. 그러나 일단 안정이 되면 학업과 직장 생활을 잘해나갈 수 있습니다.

Q. 약물치료 이외에 부모가 도와줄 수 있는 방법은 없나요?

A. 감정 기복이 심한 것은 약물로 조절할 수 있어요. 그러나 학교나 집에서 학생 스스로 기분을 조절할 수 있도록 도와주는 것이 무엇보다도 중요합니다. 일정한 계획에 따라 규칙적인 생활을 하도록 하면 도움이 됩니다.

Q. 조울증을 가진 청소년의 부모로서 평소에 아이에게 어떻게 행동해야 하나요?

A. 조울증 자녀의 감정 기복을 이해하기란 정말로 어렵지요. 환자들은 대개 가족을 괴롭히고, 엉뚱한 행동을 벌여서 부모에게 심한 걱정을 끼치기 때문에 가족은 매일 살얼음판 위를 걷는 기분일 것입니다. 부모는 자녀의 내면 상태를 이해해야 해요. 그리고 어떤 상황이 병을 더욱 악화시키는지 아는 것도 중요합니다.

불러도 대답이 없고
친구들에게 무관심해요

발달 장애도 조금씩 다르다

요즘 부모들은 아이를 키우면서 자녀가 정상적으로 자라는지에 많은 관심을 두고 있습니다. 많은 부모가 아이들이 자라면서 대소 변을 가리고 걷고 말하는 것을 당연하게 생각할 뿐만 아니라 나이에 맞게 정상적으로 자랄 것이라고 믿습니다. 하지만 이러한 정상적인 궤도를 따라 자라지 못하는 아이들이 있습니다. 아이가 나이에 맞게 발달하지 않거나 다른 사람에게 무관심할 경우에는 자폐증을 의심해야 합니다. 자폐증이란 의학 용어로 '전반적 발달 장애'라고 하는데 인지 발달, 언어 발달 및 사회성 발달을 포함한 전반적인 발달이 지체되는 특징이 있습니다.

비교적 가벼운 자폐증인 경우는 교육을 받으면 기능이 계속 좋아지고 발전하기 때문에 성인이 되어 어느 정도의 사회생활이 가능해지기도 합니다. 하지만 심각한 자폐증을 앓는 아이들은 사춘기로 접어들면서 더 불안해하거나 긴장하고, 공격적인 행동까지 보입니다. 충동적인 성적 호기심으로 유달리 여자아이들에게만 공격적인 행동을 나타내기도 합니다.

자폐증과 비슷한 양상을 보이는 아스퍼거 장애는 1944년 오스트리아 빈의 소아과 의사 한스 아스퍼거Hans Asperger가 밝혀낸 질병입니다. 아스퍼거 장애의 특징은 언어 발달이 늦지 않은데도 표정이나 몸짓으로 의사소통하는 데 심한 어려움이 있고, 특별히 관심 있는 분야에만 지나치게 집중적으로 빠져든다는 것입니다. 처음에는 '자폐증적 성격 장애'라고 했지만 이후에 아스퍼거 장애를 자폐증과 같은 발달 장애로 분류하면서 현재는 '고기능 자폐증'으로 불립니다.

자폐증

자폐증이라는 병명이 세상에 알려진 것은 1943년 레오 캐너Leo Kanner에 의해서입니다. 캐너는 기존의 장애 아동과는 다른 유별난 증상을 가진 11명의 아동을 관찰해 '유아 자폐증'이라고 명명했습니다. 이후로 자폐증에 대한 관심이 높아져 정신과 의사뿐만 아니라 신경생리학자, 뇌 발달 전문가들이 모두 이 불가사의한 질환을 연구하기 시작했으며, 지금은 자폐증 환자보다 자폐증을 연구하는 사람이 더 많다고 할 정도로 많은 사람이 관심을 보이고 있습니다.

자폐증의 정도와 상관없이 모든 자폐증 청소년들은 어린 시절부터 몇 가지 발달 능력에서 심각한 문제를 보이는데 특히 말하기가 늦고 다른 사람과 의사소통하는 능력이 떨어지며, 사회적인 상호작용 능력 면에서도 심각한 문제가 있습니다.

아동 인구 중 1만 명당 2~13명이 자폐증을 앓고 있으며, 우리나라에서 실시한 조사에 따르면 1만 명당 9.2명이 자폐증을 가지고 있습니다.

작가 펄 벅의 '자라지 않는 아이'

펄 벅 Pearl Buck은 대하소설 『대지 The Good Earth』의 작가로 퓰리처상과 노벨 문학상을 동시에 수상했습니다. 펄 벅에게는 예쁜 딸이 있었는데, 아이가 자라면서 사람에 대한 반응이 없고 지능이 떨어진다는 것을 알게 되었습니다. 펄 벅의 딸은 여섯 살 때 자폐증 진단을 받았습니다. 그녀는 1950년 『자라지 않는 아이 The Child Who Never Grew』라는 자서전을 통해 딸 '캐럴'을 세상에 당당히 드러냈고, 사람들은 자폐아를 키우는 부모를 이해하고 공감하게 되었습니다.

펄 벅은 자서전에서 자폐아 부모가 겪어야 하는 방황과 아픔을

절절히 드러냈습니다. 그녀는 딸의 병을 고치기 위해 전 세계의 저명한 의사들을 찾아다녔고, 결국 미국의 한 병원에서 자폐증이 간단한 치료로 고칠 수 있는 병이 아니라는 것을 알게 되었습니다. 소설 『대지』의 주인공인 왕룽이 "첫째 딸이 말도 하지 못하고 제 나이에 걸맞은 행동을 하지 못한다는 사실에 슬퍼했다"는 대목은 작가 자신의 이야기였던 것입니다.

경기도 부천에는 '펄 벅 기념관'이 있습니다. 이곳은 펄 벅 여사가 직접 운영했던 고아원(소사희망원) 자리입니다. 소사희망원은 미국인 아버지와 한국인 어머니 사이에서 태어난 혼혈 아동 Amerasian(아메라시안)을 돌보던 곳입니다. 펄 벅 여사는 자폐증을 앓은 친딸 외에도 입양한 자식이 여덟 명 있었는데 대부분 한국계 아동들이었습니다. 그녀는 자신의 고통을 넘어서 장애 아동, 고아, 혼혈 아동에 대한 차별 없는 세상을 만드는 데 평생을 헌신했습니다.

〈레인 맨〉과 〈말아톤〉의 주인공들

일반인들도 자폐증에 많은 관심을 둡니다. 영화에서도 자폐증을 가진 등장인물들이 많이 나옵니다. 더스틴 호프먼 Dustin Hoffman 이 자폐증 환자 역할을 훌륭히 해내 오스카상을 수상한 〈레인 맨〉도 자폐증을 다룬 영화입니다. 호프먼 못지않게 훌륭한 연기를 보여준 조승우가 주연한 영화 〈말아톤〉도 마찬가지입니다. 그러나 그 영화 속 인물들이 자폐증의 실제 상황과 정확하게 일치한다고 보기는 어렵습니다.

자폐증은 선천적인 장애입니다. 의사소통과 사회적인 상호작용, 그리고 추상적인 사고와 관련된 영역에서 심각한 장애를 보이는 것이 특징입니다. 자폐의 가장 핵심이 되는 문제는 사람들에게 관심이 없다는 점입니다. 이뿐만 아니라 다른 사람과의 사회적 상호작용의 뉘앙스를 이해하고 그것을 활용하는 능력도 매우 부족합니다. 보통 아이들은 자극에 쉽게 반응하지만 자폐아는 전혀 반응하지 않습니다. 예를 들어 자폐아는 부모가 기분이 좋을 때와 크게 화낼 때를 분간하지 못하고 그 중간 수준의 감정 상태도 감지하지 못합니다. 또한 자폐아들은 부모가 미묘한 억양으로 감정을 섞어 말하는 것도 알아듣지 못합니다.

일부 자폐아들은 특이한 재능을 보이는 경우도 있습니다. 퍼즐을 맞추거나 조립하는 것에 놀라운 재능을 보일 수 있고, 〈레인맨〉의 주인공처럼 숫자를 잘 기억하고 계산기보다도 정확하게 계산하는 능력을 가질 수도 있습니다. 또한 예술적으로 비상한 능력을 보이기도 합니다. 한 번 들은 피아노곡을 그대로 연주하거나 눈으로 본 풍경을 정확히 그려내는 능력이 있기도 합니다. 하지만 이런 특출한 재능을 보이는 경우는 흔하지 않습니다.

자폐증 청소년들은 자라면서 충동적이며 자기를 해치는 행동을 하기도 합니다. 수년간 자폐증으로 치료를 받은 아이들 중에는 뺨이 붉게 부어오를 정도로 자기 뺨을 때리거나 벽에 머리를 찧는 자해 행동을 보이기도 합니다.

자폐증 청소년은 불안 증상을 겪는다

자폐증이라는 진단은 아이가 30개월이 될 때까지 내리지 않지만 훨씬 이전부터 자폐증 증상이 나타날 수 있습니다. 자폐아는 아기 때부터 눈을 마주치지 않고, 부모에게 안기거나 무릎에 앉는 등 애정 행동에 관심을 보이지 않습니다. 자라면서 말을 하지 못하고 서너 살 무렵이 되면 모든 부분에서 심한 지체를 보입니다. 사람에게 관심이 없고 서로 어울리거나 얘기하는 것을 좋아하지 않으며 혼자 노는 것을 즐깁니다.

정상적으로 자라는 아이들 중에서도 말이 늦는 경우가 있습니다. 하지만 이런 어린이는 자폐아들과 달리 상상놀이를 하거나 가족과 어울리는 것을 좋아합니다. 또한 자폐아들은 들었던 말을 반복해서 말하는 '반향어증'을 보이지만 말만 늦은 아이는 그런 행동을 보이지 않습니다.

자폐증을 가진 청소년의 7~28%가 사춘기가 되면서 경련·발작을 보입니다. 사춘기가 되면 자폐증 환자들은 더 많은 불안 증상을 보이고 긴장합니다. 사춘기 신체 변화에 따른 부적절한 성적 호기심이 생겨서 공공장소에서 신체를 노출하거나 자위 행동을 해 주변 사람을 당황하게 만드는 일도 빈번합니다.

쌍둥이를 대상으로 한 연구에 따르면 자폐증 또한 유전성이 인정되고, 일란성 쌍둥이의 경우 둘 다 자폐증이 발병할 확률이 90%에 달합니다. 또한 한 아이가 자폐증을 앓고 있는 경우 다른 형제자매에게도 자폐증이 있을 가능성이 높습니다.

치료를 고려하라

자폐증은 다각적인 치료가 필요하다　　자폐증은 선천적인 뇌장애입니다. 자폐증이 일반 질병과 다른 점은 어떤 방법으로도 간단하게 치료할 수 없다는 것입니다. 자폐증을 가진 모든 환자에게 일괄적으로 적용되는 치료법은 없습니다.

자폐증 치료 시 기억해야 할 중요한 사실은 할 수 있는 모든 방법을 동원해 다각적으로 치료해야 한다는 점입니다. 먼저 언어 치료를 통해 의사소통하는 법을 가르쳐야 합니다. 만약 말을 할 수 없다면 글을 쓰거나 수화를 사용하는 방법을 가르쳐야 합니다. 이러한 방법으로 의사소통이 가능해지면 사람들과 어울려 지낼 수 있는 기술을 가르칩니다. 다른 자폐아에 비해 사회 기능이 상대적으로 높은 자폐증 청소년은 장애 청소년을 위한 특수반보다 일반적인 교육을 받고 평범한 사회생활을 배울 수 있는 교실에서 공부하는 것이 더 좋습니다.

약물치료는 모든 자폐증 환자에게 중요합니다. 약물치료로 말이 늦거나 사람에 대해 무관심한 증상을 치료할 수는 없습니다. 그러나 아이들의 기능 향상을 방해하는 증상을 치료하고 특수교육에 더 집중하게 할 수 있습니다.

특히 청소년기 자폐증 환자들은 공격적인 행동을 많이 보이는데 이에 대한 약물치료는 반드시 필요합니다. 자해 행동, 타인에 대한 공격적인 행동, 신경과민 상태는 물론 청소년 자폐증 환자에게 흔히 나타나는 경련·발작도 약물치료로 조절할 수 있습니다.

자폐증으로 말을 전혀 하지 않았던 아이들도 자라면서 50% 정도는 말을 하게 되고 또 어떤 아이들은 자라면서 친구들과 노는 법을 배우기도 합니다. 하지만 자폐증은 완치할 수 있는 병이 아닙니다. 자폐증 청소년들을 위해 할 수 있는 최선의 방법은 자폐증 때문에 발생하는 문제 행동을 가능한 한 줄이고 아이가 자신의 능력을 최대한 발휘할 수 있도록 돕는 것입니다.

자폐증은 결코 부모 탓이 아니다

1943년 캐너에 의해 자폐증이 세상에 알려질 당시 자폐증 자녀를 둔 부모들은 세상의 비난을 받았습니다. 캐너는 자폐증의 원인을 '냉장고 엄마'로 꼽았기 때문입니다. 당시 정신의학은 모든 질병의 원인을 정신분석학적인 이론에 근거해서 찾았는데, 냉정하고 무관심한 엄마의 태도 때문에 아이에게 자폐증이 생겼다고 보았던 것입니다.

오늘날 부모들은 그런 죄책감에 시달리지 않습니다. 자폐증은 부모가 잘못 키웠거나 환경이 나빠서, 혹은 어린 시절 학대받고 방치되었다고 해서 생기는 질병이 아닙니다.

어떤 부모들은 자녀가 자폐증이라고 진단받으면 이 장애를 치유할 수 있다고 믿습니다. 그래서 완전한 치유법을 찾는 데 열중하고 증명되지 않은 여러 치료를 시도합니다. 대량의 비타민 요법, 식품 영양 첨가물이나 기 치료에 열중하는 부모들도 있습니다. 하지만 이러한 치료법들은 과학적 근거나 효과가 없고 경제적인 부담이 커 부모의 스트레스만 가중시킬 뿐입니다.

자폐증 자녀를 둔 부모들은 대체적으로 좌절하고 우울해하고 분노를 느낍니다. 자폐아들은 다른 아이들처럼 부모에게 사랑을 표현하거나 다정한 행동을 하지 않습니다. 그리고 부모에게 정서적인 보상도 하지 않고, 부모뿐 아니라 그 누구와도 유대 관계를 맺지 않기 때문에 부모 입장에서는 보상 없는 일방적인 사랑을 주게 됩니다. 따라서 부모들은 스스로 심리적 스트레스를 줄이기 위해 노력해야 합니다.

자폐증

	사회적 반응
1	안아주어도 좋아하지 않거나 안기지 않는다.
2	눈을 마주치지 않는다.
3	얼굴 표정이 없다.
4	애정에 무관심하거나 배척한다.
5	신체적 접촉에 대해 적절한 반응이 없다.
6	특정 어른에게 맹목적으로 매달린다(예: 엄마에게만 집착한다).
7	친구와 같이 놀 줄 모른다.
8	보모나 친한 어른만 알아본다.
	의사소통 능력
1	말을 못한다.
2	반향어가 있다.
3	이상한 말을 만들어 쓴다.
4	미성숙한 언어를 쓴다.
5	어휘 수가 부족하다.
6	말을 알아듣지 못한다.
	환경에 대한 반응
1	특정 물건에 집착한다.
2	변화에 저항한다.
3	특정한 놀이를 이상할 정도로 반복적으로 계속한다.
4	통증에 둔감하다.
5	자해 행동을 한다.
6	손발을 흔들거나 이상한 행동을 하는 버릇이 있다.

아이가 위와 같은 증상을 보이는지 부모님이 체크한다. 20개의 항목 중 10개 이상에 체크했거나, '사회적 반응'에서 4개, '의사소통 능력'에서 2개, '환경에 대한 반응'에서 2개 이상에 체크했다면 자폐증이 의심되므로 전문가의 도움이 필요하다.

아스퍼거 증후군

	사회적 상호작용
1	사회적 상호작용을 위해 필수적인 눈 맞춤, 표정, 자세, 몸짓과 같은 다양한 비언어적인 행동들이 부자연스럽거나 부적절하다.
2	발달 수준에 적합한 친구 관계 형성이 어렵다.
3	다른 사람과 기쁨, 관심, 성취를 나누고자 하는 자발적인 욕구가 결여되어 있다(예: 관심 있는 사물 보여주기, 가져오기, 지적하기 등).
4	사회적으로나 감정적으로 서로 반응을 주고받는 상호 교류가 결여되어 있다.
	한정된 관심과 행동
1	비정상적인 한 가지 이상의 상동증적이고 제한적인 관심에 집착한다(예: 장난감 자동차의 바퀴 굴리기, 지하철 노선 그리기 등에 집착하는 행동).
2	틀에 박힌 일이나 의식에 고집스럽게 매달린다(예: 컴퓨터 부품이나 화면 바꾸기에 대한 집착, 매일 다니는 길로만 가려고 하거나 좋아하는 지하철 타기를 고집하는 행동).
3	반복적인 운동성 매너리즘을 보인다(예: 손 또는 손가락을 바닥에 두드리거나 꼬기, 아랫입술 빨기 또는 복잡한 전신 움직임 보이기).
4	물건의 특정 부분에 지속적으로 집착한다.

아이가 위와 같은 증상을 보이는지 부모님이 체크해본다. 8개의 항목 중 4개 이상에 체크했거나 '사회적 상호작용'에서 2개, '한정된 관심과 행동'에서 1개 이상에 체크했다면 아스퍼거 증후군이 의심되는 상태이므로 전문가의 도움이 필요하다.

자폐증 넘어서기

자폐 증상이 비교적 가벼운 경우

가정과 학교에서 순서를 지키지 않고 항상 자기가 가장 먼저 해야 한다고 주장해 갈등이 빈번한 경우에는 다음과 같이 행동 치료를 합니다.

- 문제 상황 파악: 학교에서 이동 수업 시 교실에 들어가는 문제
- 행동 계약서 작성: 해결 방법을 찾고 가정에서 직접 시행해보기, 이에 대한 적절한 보상 정하기
- 행동 계약서를 진행하면서 일과표 만들기: 일과표를 만들어 해야 할 일에 대해 예측하고 수행하도록 도와주기
- 천사 게임 하기: 가족 구성원 간에 몰래 도와주는 천사 게임을 통해 다른 사람의 감정 읽기와 대인 관계 개선 도와주기
- 행동 계약서 활동을 가족 구성원 대상에서 학교 친구로 확장하기

자폐 증상이 비교적 심한 경우

관심 있는 물건에 대한 호기심을 참지 못하고 만져서 경제적인 손실을 빈번하게 가져오거나, 문제 상황에서 발작적으로 화를 내며 다른 아이를 때리는 경우에는 다음과 같이 행동 치료를 한다.

- 가지고 싶어 하거나 좋아하는 물건에 대해 파악하기
- 문제 상황을 리스트로 적어서 체크 판을 만들고 행동 계약서 작성하기
- 체크 리스트를 매일 부모와 점검하며 약속된 보상 확인시키기
- 일주일 단위로 체크 리스트에 대한 보상 제공하기
- 다른 활동이 잘 지켜질 때 보상 주기를 한 달로 변경한 후 보상하기

불러도 대답이 없고 친구들에게 무관심해요

자폐증과 아스퍼거 장애 Q & A

Q. 자폐증과 아스퍼거 장애는 어떤 점이 다른가요?

A. 아스퍼거 장애 청소년의 경우 자폐증 청소년처럼 말이 늦거나 지능이 떨어지지는 않아요. 다른 사람과 대화가 가능하지요. 하지만 말을 주고받기보다는 일방적으로 다른 사람에게 말하는 것처럼 보이기 쉽지요. 그리고 아스퍼거 장애와 자폐증 모두 사회적 상황을 파악하는 능력이 떨어집니다. 그래서 아스퍼거 장애를 '기능이 좋은 자폐증'이라고 부르기도 해요.

Q. 자폐증이 있는 경우 언어 치료를 받으면 좋아질까요?

A. 자폐증인 경우 언어 치료를 포함해 다각적인 방법으로 치료를 받으면 사회적인 기능이 분명히 나아지지요.

Q. 내 아이가 자폐증 진단을 받는다면 부모 입장에서 어떻게 해야 하나요?

A. 증상이 얼마나 심각한지, 어떤 특별한 문제를 보이는지에 따라서 치료 계획을 짜도록 해야 해요. 심한 자해 행동을 보이거나 긴장하고 불안해하거나 공격적인 행동을 보일 때는 약물치료가 도움이 될 수 있지요. 언어 치료, 감각적 통합 치료, 놀이 치료, 행동 치료를 포함한 다방면에 걸친 다각적이고 통합적인 치료와 교육이 가장 효과적입니다.

김영화

이화여자대학교 의과대학 및 대학원을 졸업했고, 전공의 시절에는 정신의학을 공부했다. 미국 유타주 PCMC(Primary Children's Medical Center) 및 유타주립대학에서 소아정신과 임상의를 하던 시절, 병동에 가정 폭력과 아동 학대 트라우마로 고통받는 아이들이 가득한 것을 보고 본격적으로 소아정신과 공부를 하게 되었다. 이후 서울대학교병원에서 소아정신과 전임의를 수료했으며, 23년째 강동정신건강의학과 원장으로 재직 중이다.

수년간 TV와 라디오에 출연해 자녀 교육을 주제로 상담을 진행했고, 저서로는 『학교폭력과 괴롭힘 예방』(공저, 2014), 『사춘기: 엄마가 모르는 아이의 비밀』(2012), 『학교폭력, 청소년 문제와 정신 건강』(2012), 『사춘기 뇌가 위험하다』(2011), 『내 아이 마음에 무슨 일이 생긴 걸까』(2009) 등이 있다.

마음이 아닌 뇌를 치료하라
소아정신과 의사가 말하는 사춘기 뇌의 비밀

ⓒ 김영화, 2017

지은이 ┃ 김영화
펴낸이 ┃ 김종수
펴낸곳 ┃ 한울엠플러스 (주)

편집책임 ┃ 최규선
편   집 ┃ 이예은

초판 1쇄 인쇄 ┃ 2017년 11월 10일
초판 1쇄 발행 ┃ 2017년 11월 15일

주소 ┃ 10881 경기도 파주시 광인사길 153 한울시소빌딩 3층
전화 ┃ 031-955-0655
팩스 ┃ 031-955-0656
홈페이지 ┃ www.hanulmplus.kr
등록번호 ┃ 제406-2015-000143호

Printed in Korea.
ISBN 978-89-460-6398-3 03510

* 책값은 겉표지에 표시되어 있습니다.